3日で人生が変わる究極の断食力

やせる! 若返る! 健康になる!

3days fasting

プロフェッショナルファスティングマイスター
田中裕規
Yuki Tanaka

経済界

「断食で治らない病気は医者でも治せない」

ドイツのことわざ

はじめに

健康な人の食習慣とは？

私たちのまわりには、さまざまな健康法やダイエット法があります。

玄米菜食、マクロビオティック、ローフード（生食）、糖質制限……。

これらすべてに共通しているのは何だと思いますか。


それは「食事」で健康を維持しているということです。

長寿で一躍有名になったきんさん・ぎんさんは、好きなものを食べても腹八分を心がけていました。男性最高齢の１１６歳でギネス記録にもなった木村次郎右衛門さんも粗食で腹八分を心がけていたといいます。

「小食が人を健康にする」という研究データは世界中で発表されています。

なぜ、小食が人を健康にするのか？　それは、**食べものを消化するために使っていた働きが、人間が本来持っている自己治癒能力に集中するからです。**

「人間は誰でも体の中に１００人の名医を持っている」

これは、現代医療の父・ヒポクラテスが残したとされる言葉ですが、人間の細胞には自己修復能力が備わっており、傷がついたり、細胞に不調が現れたり、ウイルスや細菌に侵されると、自己治癒能力を高めて体を防御し修復する作用が働きます。

つまり、小食の人はより速いスピードで体が修復され、元気を保つことができているというわけです。

食べすぎは万病の元

飢餓状態とも言われた約70年前と比べて、現代の日本は「飽食の時代」と言われます。飽食が行きついた末、日本は健康長寿の国から病気大国に成り下がってしまいました。厚生労働省の調査では、次のような結果が出ています。

「糖尿病とその予備軍が合わせて2050万人」

「男性の3人に1人、女性の5人に1人が肥満」

では、昔と今とでは何が変わったのでしょうか。

それは食習慣や食事内容です。**もっとシンプルにいえば、食べすぎです。**

私たちのまわりには食べものがあふれています。食べもので不自由することは、ほぼありません。お腹が空けば24時間、いつでもどこでも食べものを口にすることができます。その結果、食べすぎや飲みすぎなどすべてが過剰になり、体は回復する間もなく悲鳴を上げ、それが原因で病気や不調となって現れているのです。

病気や不調は排毒しないことで起こる

一般的に、病気とは「溜める」「保有する」ことで引き起こされます。

風邪やインフルエンザにしても免疫力が低下し菌を「保有する」ことで起こり、糖尿病も糖の消費と摂取のバランスが乱れて糖を「溜める」ことで起こります。

アルコールの飲みすぎも同じです。アルコールの解毒、排泄が間に合わないことで二日酔いとなります。ガンも、ガン細胞を攻撃する免疫の働きによりガン細胞の増殖のバランスが乱れることで、ガン細胞が大きくなります。便秘も、便を溜めることでさまざまな病気につながっていきます。

多くの病気や体の不調は「溜める」ことで引き起こされるのです。

前述したように、人間には自己修復能力が備わっており、体内に毒素が入ってきても排泄する力があります。いわゆる「デトックス」です。体内から老廃物や毒素、病原菌などの害があるものを排泄する力です。

ところが、出す量よりも入ってくる量が増えてしまうと、体内にどんどん有害物質や毒素が蓄積されます。排水口に排水が流れてきてもゴミが溜まっていたら流れが悪くなって排出できなくなるように、**私たちの体は排毒する能力以上に、入ってくる量のほうが多く、体の中に毒素が飽和した状態なのです。**

そのため体のデトックス、すなわち長年体内に蓄積された有害物質や食品添加物などの毒素を定期的に排毒することは、健康を維持するうえで大切な行為なのです。

断食は「病気を捨てる」健康法

人間の体の基本的な仕組みとして、吸収と排泄は同時にできず、「吸収は排泄を阻害する」という言葉があります。

寝ているとき、つまり何も食べていないときは新陳代謝が高まり、老廃物を排泄している状態です。朝起きて、目ヤニがついていたり、涙が出たり、トイレでおしっこや便を出すのは排泄行為です。

ところが、夜更かしなどをして遅くまで食べすぎたり、飲みすぎている状態では、朝の排泄をうまく働かせることはできません。

健康な状態とは、つねに「入れる」より「出す」が先なのです。排泄から始まり、食べて吸収することが第一歩です。

「吐いては入る、吐いては入る」の繰り返し。これを滞りなく循環させることが、健康を維持するためには何よりも大切なのです。

体内がきれいな状態であれば、よい栄養素を摂り入れることで健康に働きますが、排泄がうまくいっていない状態では、いくらよいものを食べてもうまく吸収することはできません。

よく「野菜、肉、魚をバランスよく、1日3食を食べて栄養をつけましょう!」と教えられます。確かに排泄がうまく働いている人にとっては大切なことでしょう。

しかし、**飽食の時代、食べすぎの現代人には、食べることより排泄に意識を置くことが最も大事なのです。**

食べるものがなく、今ほど毎日お腹いっぱいに食べることができなかった時代、食べない時間や空腹の時間が今より長かった時代は、その空腹の時間を使って、体は排泄に働き、排泄と吸収のバランスがうまくとれていました。

ところが、食べることばかり考えがちな現代社会においては、自ら食を断ち、内臓を休ませる「断食期間」を設ける必要があるのです。

「入る」ことを休止することで、「吐く」能力を高め、体内に溜まった毒素の排泄を高めることに集中させる。断食とは「毒を捨てる健康法」なのです。

断食で治らない病気は医者でも治せない

「断食で治らない病気は医者でも治せない」ということわざがドイツにはあります。
ドイツに限らず、世界中には古来から「断食療法」という言葉が残されています。

「断食はメスを使わない治療法である」（フランスのことわざ）
「病気は祈りと断食で治しなさい」（イエス・キリスト）
「すべての薬で一番良いのは休息と断食である」（ベンジャミン・フランクリン）
「人間は食べる量の4分の1で生き、4分の3は医者のために食べる」
（古代エジプトのことわざ）

お釈迦様も、病気は断食で治すものだと弟子たちに伝えています。究極の自然療法とされるチベット医学においても、断食で病気を治すことが記されています。
断食（ファスティング）はまさに、世界共通の自然療法なのです。

1回の排毒で体質が改善され自然治癒力が上がる

私のもとでファスティングを経験された方の多くは、1回（3日間以上）のファスティングで、驚くべき効果を実感しています。

「花粉症がよくなった」「アトピーが消えた」「喘息が治まった」「高血圧や糖尿病が改善された」「便秘・冷え性・むくみがなくなった」「妊娠できずに悩んでいたが妊娠できた」など、これらは体のよい変化を体感された方のほんの一部です。

私自身も1回のファスティングで、20年以上も悩み続けた慢性鼻炎が改善され、極度の腰痛、首の違和感も改善されました。

ファスティングには、体内の不調を細胞からよみがえらせる効果があります。

これは何も特別なことではありません。ファスティングをおこなうことで、体が自然な状態に戻るからです。逆に言えば、現代人は「食べる」ことで体を不自然なものにしているということです。

一般的に細胞は、健康な状態で生きることができるよう、ＤＮＡに情報が書き込まれています。指が切れたら勝手に血が止まり、数日たてば自然に治るように、ほとんどの細胞においてトラブルがあれば自己治癒能力、自然治癒力が働き、健康を維持できるように情報が備わっています。

犬や猫を見てください。不調になると何も食べずに身をひそめて回復に専念します。これは本能によりファスティングをおこなっているのです。

人間も同じです。**風邪をひくと食欲がなくなり寝込みます。これは不調なのではなく、回復に専念させるための遺伝子に組み込まれた本能の働きなのです。**

つまり、飽食の時代にとって、ファスティングを意識的におこなうことで、眠っていた修復機能が高まり、しっかりとメンテナンスができていなかった箇所や、修復が追いついていなかった細胞をよみがえらせることができるのです。

これこそが、体の中で眠っていた「１００人の名医」がよみがえるファスティングの効果なのです。

3日のファスティングで人生は変わる！

最近では「ファスティング」や「プチ断食」が、雑誌やテレビ番組でもよく取り上げられるようになり、身近なものになりました。

芸能人やファッションモデルでも、実践する人が多く、飽食の現代において本能が求めているのだと私は感じています。

しかし、ファスティング（断食）と聞くと「怪しい」「修行」「不安」「危険」などというイメージを持たれる方がまだまだ少なくありません。

昨年、俳優の榎木孝明さんが30日間の「不食」をおこない話題になりました。

ただ、**「不食」と「断食」は同じように思えますが、少し意味合いが違います。**

不食とは、食べることを不要と考えることで、「食欲」という苦しさから脱却することで苦しむことなくおこなうといった考え方です。どちらかというと、精神的な修行の境地とされます。

一方、断食とは「食を断つ」と書くように、自ら食を断つことで健康効果を高めたり、自然治癒能力を高めたり、思考を敏感にするといった考え方です。

そして、**私のすすめる「田中式ファスティング」は飲まず食わずの辛いものとは違います。**特製の「発酵ドリンク」を飲みながらおこなうファスティング——これが、田中式ファスティングの基本的なやり方です。ですから、**むしろ辛いと感じるどころか、空腹を感じないまま3日間を終える人がほとんどです。**

そして、多くの人が開始後2日目あたりから体によい変化が表れ、3日目の朝には体験したことのない目覚めと体の軽さ、幸福感に包まれます。

正しくやれば誰でも簡単にできる究極の健康法

田中式ファスティングメソッドのベースは、たくさんの乳酸菌で1年以上発酵させた「発酵ドリンク」を飲みながらおこなう「ミネラルファスティング」と言います。杏林予防医学研究所の山田豊文所長が1990年のはじめ頃に開発した方法がベースで、これまで多くの有名人やスポーツ選手などが、山田氏のもとでこのミネラルファスティングを実践しています。

ミネラルファスティングは、前述したように飲まず食わずの断食とは違い、果物や野菜、野草などを乳酸菌や酵母菌といった50種以上の菌の力によって発酵させ、一切薄めていない原液１００％の発酵ドリンクを飲みながらおこないます。

よくあるファスティングでは、血糖値が低くなることの副作用として、ふらつき、頭痛、吐き気、力が入らない、全身の倦怠感など低血糖症を起こす場合があります。

しかし、私のすすめる特製発酵ドリンクを使用すれば、最低限の糖質を摂ることができ、辛さを感じにくく、安全にファスティングをおこなうことができます。

また、極端な筋肉の減少を抑え、さらには脂肪燃焼を効率よく高め、脂肪に溜まった毒素のデトックス力を高めることも特徴のひとつです。

つまり、水だけしか飲まない「水断食」に比べて、体が極限状態に陥ることがなく、自宅で誰もが簡単にできる方法なのです。

本書では、人間が本来持っている「自己治癒能力を高める力＝ファスティング」が及ぼすさまざまな効果をお伝えします。

飽食の時代だからこそ蔓延している肥満、糖尿病、ガン、アルツハイマーなどの生活習慣病や、妊娠しづらいことに悩む女性たちに貢献できるよう、私の経験体験や「田中式ファスティング」を実践された方の効果事例なども交えて、その驚きのパワーを伝えていきたいと思います。

ファスティングは、正しくやれば決して難しいことはありません。

私はこれまで5000人以上のファスティングを後押ししてきましたが、挫折した人はこれまでに一人もいません。それればかりか、みなさん長年の悩みから解放され、その多くがリピーターとなっています。

これを機会に、みなさんもぜひ一度試してみてください。

（一社）分子整合医学美容食育協会認定　プロフェッショナルファスティングマイスター

田中裕規

［３日で実感！ ファスティングの驚くべき効果］

むくみ
血液がきれいになり、血流は滞りなく流れることでむくみがなくなります。

冷え性
ミトコンドリアが活性化して腎臓も元気になり、血液がきれいになり、代謝ホルモンが整うことで改善されます。

花粉症・アトピー
腸内環境が整うことで免疫機能が改善され、よくなります。

生理不順・ＰＭＳ改善
腸内環境・自律神経が整い、ホルモンバランスが正常に戻ります。

肩こり・腰痛
腸から血液に吸収されてつくられる疲労物質の改善でコリがほぐれ、筋肉が柔らかくなります。血液がきれいになることも関係しています。

偏頭痛
腸内腐敗によって発生した腐敗ガス（アミン類）の肝臓・腎臓での解毒作用が高まることで改善されます。

高血圧

脂肪から分泌されるレプチンというホルモンによる血管修復機能で血圧が安定します。

痛風

肝臓機能の改善で尿酸代謝機能が回復し、尿酸値の低下で痛風が治ります。

肌荒れ・ニキビ

血液内がきれいになることで肌荒れ・ニキビが消えます。

不眠症

腸内環境が整うことで睡眠ホルモンの分泌が高まり、睡眠の質が上がります。

貧血

腸内環境が整い、鉄の呼吸が増えることで鉄を貯蔵するフェリチンというタンパク質が正常に戻ることで改善されます。

逆流性食道炎

腸内環境を改善させることで胃の粘膜保護につながり、改善されます。

便秘・下痢

腸内環境が改善され、腸内細菌の働きも活性化することで、便秘や下痢が解消されます。

3日で人生が変わる 究極の断食力◎もくじ

PART 1

なぜ1回のファスティングで、さまざまな病気がよくなるのか？

PART 2

あなたは食べたものでできている

PART 3

医者いらずの体を手に入れた！

PART 4

ファスティングを始める前に知っておいてほしいこと

PART 5

健康&ダイエットを手に入れるファスティングの始め方

PART 6

ファスティングでこんな症状が出てきたら?

装丁◎岡 孝治　編集協力◎友楽社、山口佐知子
写真◎佐藤元樹、アマナイメージズ　料理◎中本ルリ子

「金・土・日」の週末から始める3日間ファスティングのやり方

ファスティングを成功させるためには、
正しい知識と実践方法を知ることが大切です。
まずは無理のない3日間から始めてみましょう。
週末を使っての「3日間ファスティング」は、
忙しいビジネスパーソンに特におすすめです。
ぜひチャレンジしてみてください。

ファスティングの
4ステップ
基本の流れ

ファスティングは、
シンプルな4工程で
1セットになっています。

❶準備期間
❷ファスティング期間
❸回復食期間
❹準回復食期間

それぞれ、食べるものや注意事項が
異なりますので、
全体の流れを把握しておきましょう。

① 準備期間（2日間）
週末ファスティングの場合は水・木曜日

過剰な糖質の摂取、腸内環境が乱れるような
食事を控えることが大切です。

② ファスティング期間（3〜7日間）
週末ファスティングの場合は金・土・日曜日

最低限の専用ドリンクを飲んで過ごします。
有酸素運動や温浴、深呼吸などが
ファスティングの効果を高めてくれます。

③ 回復食期間（1日）
週末ファスティングの場合は月曜日

回復食を正しく行わないと、不調が出たり、
体内の状態が乱れたり、内臓が疲れてしまいます。
必ず正しい方法で効果的な回復食をとってください。

④ 準回復食期間（1日）
週末ファスティングの場合は火曜日

腸内環境を整えることと、血液を汚さないことを重点に、
普段の食事へと戻していきます。

3日間ファスティングを始める前のセルフチェック

今のあなたの生活習慣や
食習慣をセルフチェック
してみましょう。
各項目に4個以上チェックが
付いた方は、
ファスティング開始1～2日は
その症状に気を付けてください。
よっぽどでない限り3日目からは
ラクになります。不安な方は
ファスティングの専門家に
ご相談ください。

頭痛持ちの人

- □ コンビニ弁当など添加物が多いお弁当を週に3回以上食べる
- □ スーパーの総菜を週に3回以上食べる
- □ インスタント食品、冷凍食品を週に5回以上食べる
- □ ファストフードを週に2回以上食べる
- □ 甘いもの・ジュース・アイスクリームを週に5回以上食べている
- □ スナック菓子を週に3回以上食べている
- □ 鎮痛剤をよく飲む（週に1回以上）
- □ タバコを吸う
- □ ストレスを感じることが多い

■チェック数 □ 個

便秘がちな人

- □ コンビニ弁当など添加物が多いお弁当を週に3回以上食べる
- □ スーパーの総菜を週に3回以上食べる
- □ インスタント食品、冷凍食品を週に5回以上食べる
- □ ファストフードを週に2回以上は食べる
- □ 普段、水の摂取量が1日1リットル以下
- □ 便秘薬をよく飲む
- □ ストレスを感じることが多い
- □ 生理時、便秘になりやすい
- □ 旅先など環境が変わると便秘になりやすい

■チェック数 □ 個

体が冷えやすい人

- □ コンビニ弁当など添加物が多い
  お弁当を週に3回以上食べる
- □ スーパーの総菜を週に3回以上食べる
- □ インスタント食品、冷凍食品を
  週に5回以上は食べる
- □ ファストフードを週に2回以上食べる
- □ 甘いもの・ジュース・アイスクリームを
  週に5回以上食べている
- □ スナック菓子を週に3回以上食べている
- □ 運動不足と感じている
- □ ストレスを感じることが多い
- □ 薬を飲むことが多い

■チェック数 □ 個

背中の張りや腰痛がある人

- □ コンビニ弁当など添加物が多い
  お弁当を週に5回以上食べる
- □ スーパーの総菜を週に5回以上食べる
- □ インスタント食品、冷凍食品を
  週に5回以上食べる
- □ ファストフードを週に5回以上食べる
- □ 甘いもの・ジュース・アイスクリームを
  週に5回以上食べる
- □ スナック菓子を週に5回以上食べる
- □ お酒をほぼ毎日（週に5回以上）飲む
- □ タバコを吸う
- □ ストレスを感じることが多い

■チェック数 □ 個

ファスティング前後の食事のポイント

ファスティングを成功させるには
「準備食」と
ファスティング後の体を整える「回復食」、
さらにその後のケアをする
「準回復食」がとても大事。
各期間に、何を、どう食べるかによって、
ファスティングの結果が決まる
といってもいいでしょう。
ここでは目安となる
食材の選び方をご紹介します。

準備食期間・回復食期間、準回復食期間は体が喜ぶ理想の食材をとりましょう！

ま 豆類、豆腐

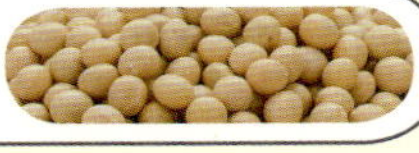

ご ごま、ナッツ

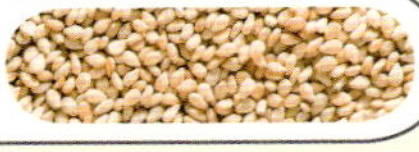

に 肉（良質な赤身の肉類。ファスティング前後はとらない）

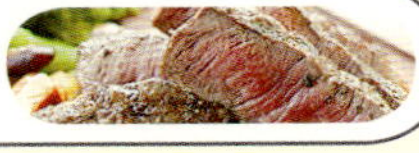

は 発酵食品、漬物、酢の物

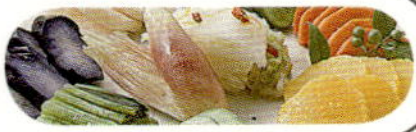

や 野菜

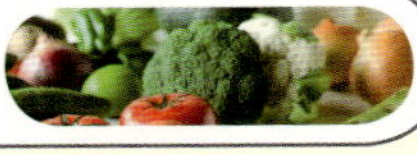

さ 魚（小型の青背魚類。ファスティング前後はとらない）

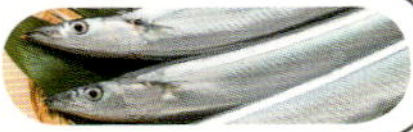

し しいたけ、キノコ類

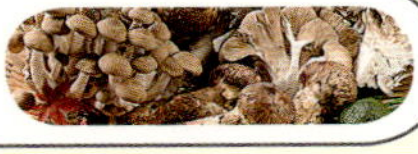

い いも、穀物類（米、発芽玄米、雑穀）

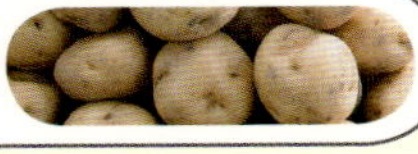

わ わかめ、海藻（もずく、めかぶはオススメ）

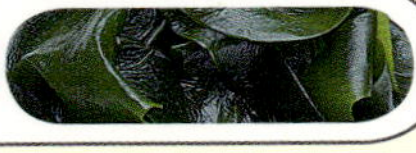

※和食にこだわらず、シンプルな味付けのイタリアンでもOK！
良質な調味料を使うとさらにグッド。

① 準備期間
水・木曜日の食事

基本は「まごにはやさしいわ」の食材です。
ファスティングに入る前には
小麦系、カフェインを控えこれらの食材を
柱とし、身体にやさしいメニューを食べる
ように心がけましょう。
新陳代謝をよくし、脂肪を燃焼しやすい
身体づくりのためには、
どのような準備食がベストなのでしょうか。
準備食にふさわしいメニューや
食べ方を見ていきましょう。

肉・魚・揚げ物はNG!
発芽玄米や雑穀米、フルーツを中心に!

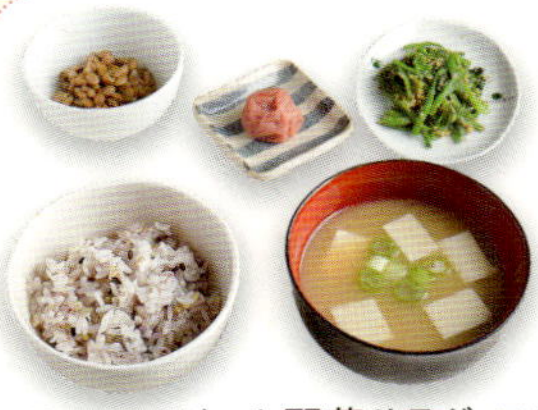

朝食

- ご飯（雑穀米や玄米も可）
- みそ汁
- 納豆
- 梅干し
- ほうれん草のゴマ和え

※スムージーや野菜サラダ、フルーツ少々のほか、何も食べなくてもOK

昼食

- ご飯
- みそ汁
- なすのみそ炒め
- 切り干し大根
- もずく
- 漬け物

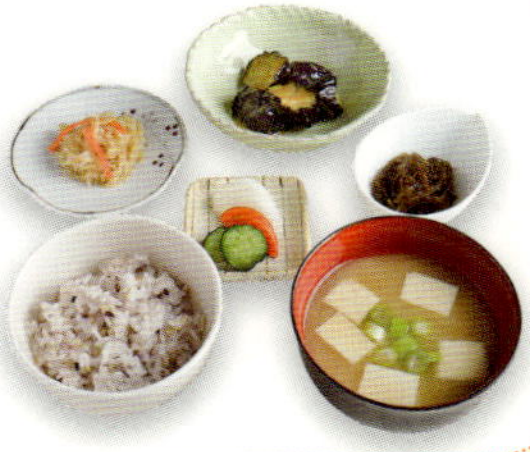

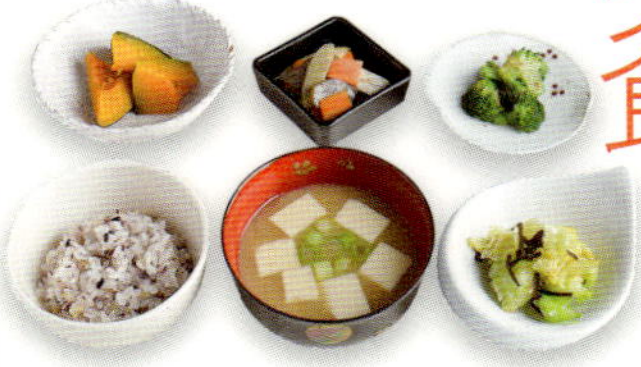

夕食

- ご飯
- みそ汁
- かぼちゃの煮物
- キャベツと塩昆布の炒め物
- ブロッコリーと削り節の和え物
- ニンジンとごぼう、こんにゃくの炒め物

※ファスティング開始の前日は、フルーツ少々（バナナ1本orりんご1個）か、ご飯、みそ汁、梅干し、納豆など、極力軽めにしましょう。夕食は午後8時までに済ませるようにします。特に前日（木曜日）の夕食は量を抑え、腹6分目を目安としてください。

② ファスティング期間 金・土・日曜日 の過ごし方

いよいよ3日間のファスティングが始まります!
食べないことに対する不安が
あるかもしれませんが、緊張しなくても大丈夫。
3日後、あなたの身体は
必ず生まれ変わっています。
ファスティングは、いつもどおりの
生活パターンで、リラックスを心がけましょう。
基本ルールや快適に過ごせる
コツをまとめました。

つらいのはファスティング2日目！
眠気や寒気を感じることも！

［基本ルール］

水と「酵素ドリンク」などのファスティング専用ドリンク、
ノンカフェインの飲み物だけで過ごします。

1 水は、お好みのミネラルウォーターを。
冷温どちらでもOKです。
細胞から排毒された毒素を尿として排出するので、
1日2ℓ以上、こまめに飲みましょう。

2 ファスティング専用ドリンクは、
酵素が濃縮された、質の良いものを。
保存料や添加物にも注意しましょう。

田中式ファスティング
おすすめの「酵素ドリンク」

無添加の酵素ドリンク。ハーブ、野草、果物乳酸菌、酵母を1年以上発酵熟成させたファスティングに最適な飲料です。特にマグネシウムやMSMが豊富なので、美容を気にする女性におすすめです。ナチュラルラボショップで取り扱っています。

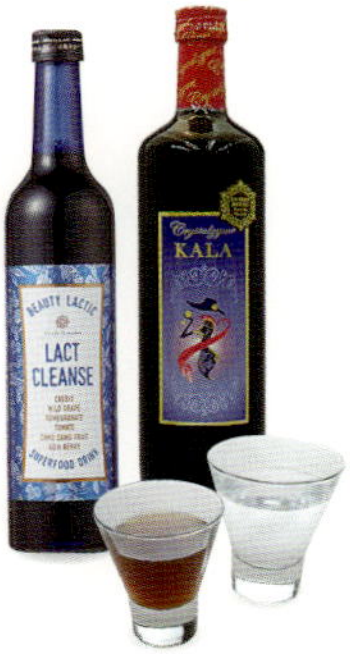

※家事や仕事などいつもの生活パターンで過ごせますが、激しい運動など無理は厳禁です。
※2日目はファスティングのスイッチが入るので、つらい時間があるかもしれません。
でもその後、ケトン体がたくさん分泌されるのでラクになります。
※眠気や寒気を感じる方もいます。そんなときは体を温めて、ゆっくり休んでください。
※普段から塩分の高い食事をしている人、お酒を飲む人は、頭痛が生じることも。
梅干しを1粒食べたり、天然塩をほんの少し舐めれば治まります。

③ 回復食期間
月曜日の食事

3日間のファスティング期間を過ごし、
あなたの身体はすっかりリセットされました。
ですが、油断は禁物です!
ファスティングで最大の効果を
得られるかどうかは、
ファスティングの後、回復食期間と
準回復食期間にかかっています。
細胞レベルで「新しい自分」に
生まれ変わるためには、
何をどう食べたらいいのか——
まず回復食期間の秘訣をご紹介します。

ファスティング後の初日は少しずつ体を慣らしていきましょう!

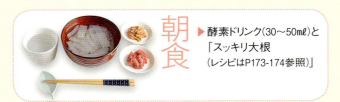

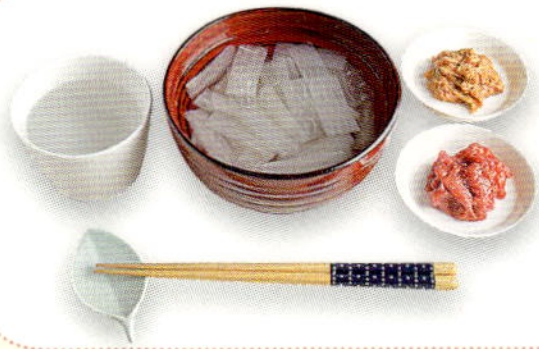

朝食

▶酵素ドリンク(30～50mℓ)と「スッキリ大根(レシピはP173-174参照)」

昼食

▶サラダ、スムージー、フルーツや野菜の擦り下ろし、ざるそばなど、軽いもの

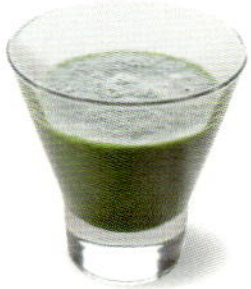

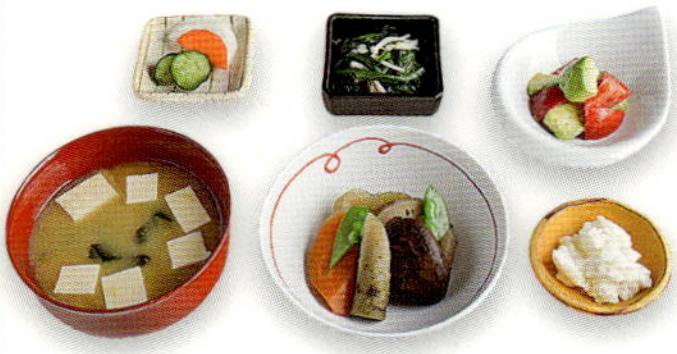

夕食

- ▶豆腐とわかめのみそ汁
- ▶とろろ
- ▶根菜やシイタケの煮物
- ▶トマトとアボガドのサラダ(しょう油と酢をお好みで)
- ▶ほうれん草とエノキの和え物
- ▶漬け物など

④ 準回復食期間
火曜日の食事

体調はいかがですか?
回復食を済ませ、
最後の仕上げの時期です。
ファスティングで休めた消化器を、
回復食で目覚めさせ、
準回復食で調整する——。
そんなイメージで、体をいたわりながら、
普段の生活に慣らしていきましょう。
新しい〝あなた〟に出会ってください。

**調子が良くても
油断しては
いけない時期！
体にやさしい
素材のうまみを
感じられる食事を！**

朝食

食べなくてもOK。
または酵素ドリンク、
軽いスムージーや野菜、
フルーツなど

昼食

- ご飯
- みそ汁
- 納豆・オクラ・山芋・ミョウガなどを混ぜた和え物
- ひじきと大根の煮物
- 梅干し
- 漬け物
- フルーツなど

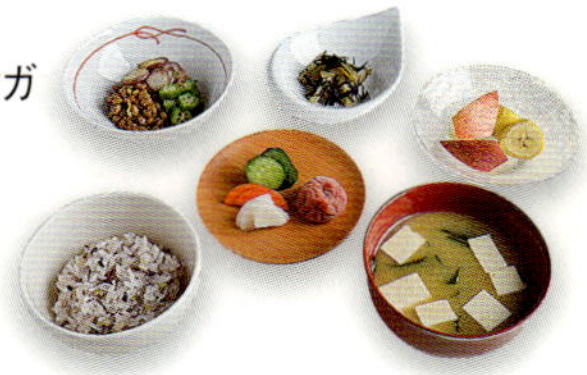

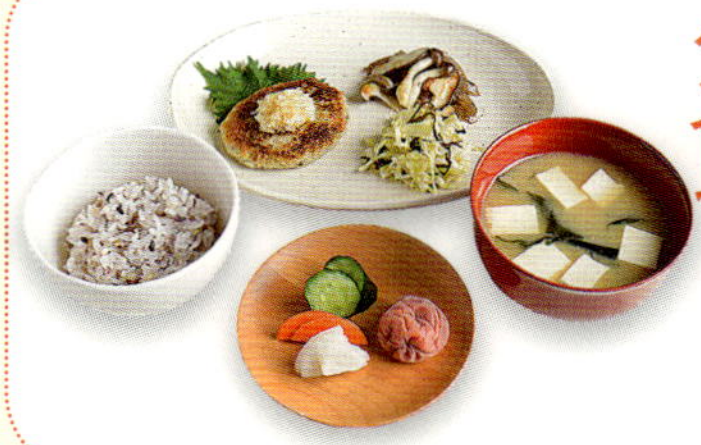

夕食

- ご飯
- みそ汁
- レンコン豆腐ハンバーグ
- キノコとこんにゃくのきんぴら
- キャベツと塩昆布のサラダ
- 梅干し
- 漬け物

3日で体が変わる! ファスティング5つの効果

1 脂肪燃焼

化学物質や重金属、薬物など有害な物質は脂肪組織に蓄積されやすいものです。そして、神経系・免疫系・内分泌系に悪影響を及ぼします。ファスティング中は、ケトン体(脂肪を燃焼させる物質)が通常の100倍以上も分泌されます。これが、効率よく脂肪を燃やしてくれるので、有害物質をデトックスできるのです。

2 ケトン体が活躍

ケトン体は、脂肪を燃やすだけでなく、脳をリラックスさせるα波の発生を促進します。気持ちが落ち着き、頭スッキリ! 中枢神経系の改善も期待できます。ケトン体は酸性物質ですが、酵素ドリンクを飲んでいれば、ミネラル分が酸性を中和するので安心してください。

3 長寿遺伝子の覚醒

空腹状態によって、長寿遺伝子(サーチュイン遺伝子)が活性化します。若返りの成長ホルモンと言われる「グレリン」や、超善玉物質の「アディポネクチン」の分泌が促進され、健康・美容・長寿へつながります。高血圧・糖尿病・動脈硬化などの改善が期待できます。

4 毒素にさよなら

腸の浄化作用が働き、長年蓄積された毒素が排泄されます。脳と腸はつながっていると考えられ、「脳腸相関」という言葉があります。便が出ると、頭も心もスッキリするのは、腸がきれいになることで、脳へ刺激が行き、脳の機能も向上するというものです。また、免疫の8割は腸に集まっており、善玉菌が住み良い環境になることで免疫力が向上します。

5 頭スッキリ!

ファスティングをすると、「オレキシン」というホルモンが分泌されます。これによって、頭が冴え、思考力、活動力が向上し、毎日の生活が明るくなります。また、空腹中は感覚が研ぎ澄まされるので、思考も感性もクリアな状態にリセットされます。

PART 1

なぜ１回のファスティングで、さまざまな病気がよくなるのか？

効果を実感しているから続けられる

「1食でも抜くとキツいのに、何日も食事をしないでいられるのか不安だ」
「空腹で仕事に集中できなくなったらどうしよう」
「夜、眠れなくなるなど、日常生活に支障をきたすのではないだろうか」

ファスティングを体験したことのない人は、このような不安や疑問、怖れを抱いているケースが多いのではないでしょうか。

ファスティングとは、いわゆる「断食」のこと。過酷な修業のひとつとして取り入れられていることもあり、辛くて苦しいイメージがつきまといます。だからこそ、ファスティングに対しても、先ほどのようなネガティブな先入観があるようです。

ところが、ここ数年ではファスティングブームと呼ばれるほど、実践している人が増えているのも事実。

その理由は、ファスティングをすることで「身体の調子がよくなる」「ダイエット効果がある」「美容にいい」という数々のメリットを、「すぐに」「しっかりと」自分自身で実感できるからです。

実際に、ファスティングには、体内に溜まった老廃物や毒素の排泄を高めるデトックス効果があると言われています。その結果、自然治癒能力が高まり、あらゆる病気や体の不調が改善されるという効果が期待できるようになります。

医者いらずの「サビつかない体」が手に入り、ダイエットのサポートにもなるファスティングは、誰でも簡単にできる究極の健康法なのです。

その証拠に、ファスティングを実践している有名人も数多くいます。

女優で言えば中山美穂さんや藤原紀香さん、アーティストでは「ＥＸＩＬＥ」のＡＴＳＵＳＨＩさんや福山雅治さん、「ＤＡ ＰＵＭＰ」のＩＳＳＡさん、お笑い芸人では小島よしおさんやレイザーラモンＨＧさんと奥様の住谷杏奈さん、アスリートではメジャーリーガーのダルビッシュ投手やゴルフの横峯さくら選手など。

各界で活躍する一流の面々は、じつはみなさん「発酵ドリンク」を使ってファスティングをしています。

もちろん有名人だけではなく、一般の人たちにもファスティングの効果は広まっています。今年に入ってからは「新年をデトックスした体でスタートさせたい」という人たちとスマホのメールアプリを活用し、132人という大グループを組んで、3日以上のファスティングをおこなうというイベントも開催し、大盛況でした。

辛くて苦しいイメージのあるファスティングが、なぜ、これほど多くの人たちに実践され、広まっているのでしょうか。

答えはとてもシンプルです。

ファスティングによる**「身体の調子がよくなる」「ダイエット効果がある」「美容にいい」**というメリットを自分の身体で実感することができるだけでなく、それまで抱えていた**さまざまな悩みや症状が改善される手応えを、ダイレクトに感じることができるからです。**

人生初のファスティングで1日1kgずつ落ちていった

私自身、人生初の「3日間ファスティング」に挑戦したときは、驚くべきことに毎日1kgずつ落ちていき、3日後には3・5kgの体重を落とすことができたという嬉しい経験があります。

そもそも、子どもの頃から肥満体質だった私は、中学時代のニックネームが「白ぶた」。学校の健康診断では、毎回、再検査の案内が渡されるほどでした。

その頃に偶然やっていた「5日間の断食道場」というテレビ番組を観て、「いいなあ。いつか、自分も断食で痩せたいな」と漠然と思っていたことは何かの暗示だったのかもしれません。

その後も相変わらず太っていましたが、20代から30代前半にかけての私の食生活は、今思い出してもとくにひどいものでした。1日3食に加え、午後のおやつにはしっかりスイーツを食べ、夜は接待などでさんざん飲み食いした後に〆のラーメンをガッツリ食べるという、「1日5食」が当たり前の生活を送っていました。

とはいえ、暴飲暴食ばかりではなく、数々のダイエットにも挑戦しました。糖質制限ダイエット、リンゴダイエット、プロテインダイエット、ジョギング――流行になったダイエット法に次々と挑戦しては、途中で挫折することの繰り返しでした。

私が何度も挫折した原因はただひとつ、「結果がすぐに出ない」ことでした。「ダイエット＝継続すること」が常識と言われていますが、既存のダイエット方法ではすぐに結果が出ないため、「どうせまたダメだろう」と、いずれも1週間も続かずに挫折してしまっていたのでした。

「できないかも?」は「習慣を変えること」への不安

それにひきかえファスティングは、それまですべて三日坊主で終わっていた私のダイエット生活を180度変えるものでした。

ファスティングのいちばんの楽しさは、毎日大きな体重の変化があることです。この日々の変化が、「続けてみよう」という気持ちを高めてくれ、大きな原動力となりました。

たとえ誘惑が多くても、体重の変化や見た目、体内までもの大きな変化が、誘惑以上にファスティングを続けるモチベーションになったのです。

気づけば、「食べたい気持ち」より「健康的に痩せていく自分」の魅力のほうが、自然と大きく勝るようになっていました。

断食とは、私たちが生きていくうえでは非常に重要になる「食」の習慣を、一時的に「断つ」こと。だからこそ、はじめてファスティングに挑戦する人にとっては、不安や恐怖があるのは当然です。「私にはできないかもしれない」とファスティングに対して自信を持てないかもしれません。

ですが、**その不安のほとんどは単なる思い込み。じつは、その不安の正体は、「いつもの習慣を変えることからくるもの」なのです。**

ですから、マイナスに入っていた脳のスイッチを、プラスに変えてみてください。

すると、ファスティングに対する不安もなくなるはずです。

脳を上手に騙せば簡単に誰でもできる

脳のプラスのスイッチをオンにしてポジティブモードに入ると、脳内だけでなく全身にも影響することがわかっています。

極端な話、「思い込み」だけで、身体は変わるのです。


たとえば、真っ赤に色づいた「すっぱい梅干し」をイメージしてください。

そのすっぱい梅干しをひとつ自分の口にゆっくりと入れる姿を想像してください。

次に、完熟のグレープフルーツと、果汁たっぷりのレモンをギュギュッと絞り、フレッシュなジュースになったものを、そのまま一気にゴクゴクと飲んでいる姿を想像してください。

いかがでしょうか。耳の下のあたりがキューッと痛くなり、口の中には唾液が分泌されていませんか？

実際には、梅干しやグレープフルーツ、レモンを食べているわけではないのに、想像しただけで酸っぱさをイメージして唾液が出てしまう――これは脳の「思い込み」が、身体にまで影響を及ぼした例です。

このように、脳は「思い込み」だけで、いとも簡単に騙すことができるのです。

この単純な脳の働きをポジティブな方向に活用すれば、ファスティングを「辛い、苦しい、難しい」とネガティブにとらえていた人でも簡単にはじめることができるようになります。

実際にファスティングは、私たちにじつにさまざまな効果をもたらしてくれます。「鼻炎や花粉症が軽くなった」「アトピーや喘息で苦しむことが減った」「肩こりや腰痛の痛みが和らいだ」「グッスリ眠れて、スッキリ起きられるようになった」「肌がみずみずしい潤いを取り戻した」「髪にコシが出て、つややかになった」「顔のシミやそばかすが薄くなった」「高血圧・貧血・糖尿病の症状が緩和された」「便秘・下痢・冷え性・むくみ・生理不順の悩みが激減した」「妊活がうまくいった」など、もちろん人によって効果は異なります。

ですが、多くの人がファスティングの前後では、格段に身体の調子がよくなっているという効果を実感しているのです。

「断食＝痩せる」と思いがちですが、ダイエットの効果以上に喜ばしい体の変化が起こることがファスティングの本質であり、素晴らしいところでもあります。

こうしたプラスのイメージを高めることで、とても有意義で素晴らしい〝ファスティング生活〟を送ることができます。

この本で紹介していくファスティングの驚くべき効果は、特別な人だけが体験できる特別な変化ではありません。

みなさん一人ひとりに備わった「本来の自分」をよみがえらせる、自己修復機能を活用するだけのシンプルなことなのです。

花粉症はたった1回のファスティングで治る

これまで私のサポートでファスティングを行った方は、海外を含めて5000人を超えますが、本当に多くの方から喜びの声をいただいています。

なかでも、たった1回のファスティングをおこなっただけで、長年の「悩みのタネ」が嘘のように消えたというケースもあります。

たとえば、**「すぐに体質が変わった」と反響がある症状のひとつに「花粉症」があります。**

花粉症は、身体に侵入した花粉などを「敵だ！」と認めて反応する、デリケートな体質の人に起こる症状です。粘膜組織にある顆粒細胞からヒスタミンと呼ばれる物質が分泌されることで、粘膜に炎症が起きて、赤く腫れ上がります。そのため、くしゃみや咳、涙や鼻水といった花粉症特有の症状が表れると言われています。

その花粉症の症状を、たった1回のファスティングで軽減することができたケースは少なくありません。実例として、長年、花粉症で悩んでいた20代前半の女性のケースをご紹介しましょう。

彼女は、花粉症改善のため、7日間のファスティングにチャレンジしました。最初の5日間は変化がありませんでした。ところが、6日目になってくしゃみが止まり、7日目には花粉症のさまざまな症状がピタッとおさまっていました。

ファスティングが終わる頃には、長年苦しんだ花粉症の辛い症状から、すっかり解放されたのです。ファスティングの働きによって腸内環境がよくなり、異常な免疫の反応を抑える制御性T細胞の働きが正常化され、花粉症の原因となるヒスタミンの過剰生成を抑えることができたと推測できます。

花粉症のほかにも、たった1回で症状が改善されたケースは枚挙にいとまがありません。私の知っているだけでも、気管支炎喘息、逆流性食道炎、偏頭痛などがあります。

また、病気とまではいかないことでも、「チョコやスナック菓子、スイーツといった、食事以外の間食がどうしてもやめられない」と悩む女性が、たった1回のファスティングで間食の習慣を無理なくやめることができ、スッキリと健康な身体になった例も見ています。

長年の身体の悩みが、たった1回のファスティングでスッキリなくなるなら、ファスティングの効果に半信半疑な人でも、「それなら、やってみよう」と思うのも自然な流れと言えます。

毒を食べたままにしているから健康になれない

かつては、健康長寿の国と言われた日本ですが、今や病気大国とも言えるほど、健康とは言えない人が増えています。そのことは数字やデータでも明らかです。

たとえば、全体の税収約46兆円に対して、39兆円も国民医療費が占めています（平成24年厚生労働省調べ）。

「2人に1人がガンにかかり、3人に1人はガンで死ぬ」と言われています（国立がん研究センター調べ）。

また、「夫婦6組に1組が妊娠について悩み、妊娠に対する取り組みを受けている人は50万人に及ぶ」と推測されています（国立社会保障人口問題研究所調べ）。


私たちが健康から遠ざかってしまった理由は、どこにあるのでしょうか。

その疑問を解くカギとして、私たちが「毎日、口にしているもの」が考えられるでしょう。


たとえば、昔と今とでは食べ物が大きく変わっています。

かつて健康長寿だった頃の日本人の食文化である穀物、雑穀、野菜、魚、発酵食品などの食事が忘れ去られていき、現代人の多くは欧米化した食事、加工食品、冷凍食品、コンビニ食、ファストフード、ファミレスなどが当たり前になっています。

こういった食事を続けていては、お世辞にも、健康的な食生活とは言えないでしょう。

食べ物だけではなく、水や空気といったものも侮《あなど》れません。

たとえば鉛などは、水道管や工場からの粉じんや排煙などさまざまなところから私たちの口に入り、体内で蓄積されていくと言われています。

鉛は、腎臓障害、頭痛、めまい、貧血、高血圧、アテローム性動脈硬化、神経障害、関節痛、便秘、性ホルモン異常による不妊など、さまざまなダメージを与えるものです。

このように、私たちは毎日の生活で口にしているものから、無意識のうちに大量の「毒」を体内に取り込んでしまっているのです。

添加物は基本的に「毒」である

毎日、口にするもので毒を取り込み続けると、どうなるか。

それは、健康的な身体の要《かなめ》とも言える「腸」にダメージをもたらします。

食生活の乱れは、腸内環境の悪化を招くのです。

腸は、食べ物の栄養分を吸収する、私たちの身体を健康に維持するためのもっとも大切な臓器のひとつです。

腸は、「小腸」と「大腸」に分かれています。食べたものの栄養分は小腸で吸収され、そこで吸収しきれなかった栄養分や水分が大腸で吸収され、最終的には便となって排泄されます。

絶えず身体によくないものを食べ続けて毒素を大腸に溜め込んだり、便秘などで大腸にいつまでも老廃物を溜め込んだりしていると、腸内での腐敗が進み、悪玉菌が増えていきます。

すると、免疫力も低下し、大腸ガンや肌荒れ、アレルギー症状といったさまざまな不調を引き起こすのです。

腸内環境が悪化する原因として、添加物の多い加工食品の存在も考えられています。

たとえば、寄生虫研究の専門家である藤田紘一郎先生は、自著の中で「添加物のソルビン酸が腸内細菌を減らしていく」と述べています。

保存料の代表ともいえるソルビン酸は、肉や魚の加工食品や冷凍食品、インスタント食品やスナック菓子などあらゆるものに含まれています。

腸内細菌には、身体にいい影響を与えるものと悪い影響を与えるものの2種類がありますが、添加物は後者の私たちの身体に悪い影響を与える腸内細菌を増やすものなのです。

したがって、腸内環境を整えるためには、このような化学物質を避けることが賢明と言えます。どんなものを食べるかにより、腸内環境は変化するものなのです。

健康のカギは「毒を溜め込まない」こと

私たちが健康な毎日を送るうえで、身体に「毒を入れない、溜めない」ことはとても大切です。

ですが、現実はなかなか難しいのも事実。添加物ゼロ、農薬ゼロの食べ物だけで食事を構成するのは、恐ろしく時間と手間、費用がかかりすぎるからです。

また、心の栄養面から考えても、「あれはダメ」「これもダメ」と食べ物を制限しすぎず、楽しみながら食事をすることも重要です。人間らしく、豊かな気持ちで生活をすることは健康の源だからです。

肝心なのは「必要以上の毒を溜め込まない」ということです。

もともと私たちの身体には、体内にダメージを与える異物が入ってきたとき、それを体外へ排泄しようとするデトックス機能が備わっています。その機能が正常に作動する範囲内であれば、毒を入れてもしっかり出せばいいだけのこと。

「入れたら、出す」がスムーズにおこなわれていれば、問題は起こらないのです。

ただし、現代人の食生活は、どうしてもインプットするボリュームのほうが、アウトプットするよりも大きくなりがちです。

空腹でもないのに何かを食べたり、何気なく食べたものに添加物がたっぷり入っていたりと、「出す」ほうが追いつかなくなってしまっていることが多いのです。

だからこそ、「食」を「断つ」ファスティングで、**溜め込みがちな毒素や老廃物をしっかり体外へ排泄する、という行為が必要になるのです。**ファスティングは、私たちの身体を健康に保つために欠かせない生活習慣とも言えるでしょう。

なぜ、ファスティングでイライラまで消えるのか？

「ただでさえ、空腹時やダイエット中はイライラするもの。ファスティングをしたら、余計にイライラしてストレスが溜まったりしないのですか？」

お腹が空くとイライラする人は少なくありませんが、そうした人たちから多く寄せられる質問のひとつにこんなことがあります。

ところが、ファスティングをすると、空腹感とともにイライラは消えてなくなるだけでなく、むしろ全身が生まれ変わったような爽快感を得ることができるようになります。

それは、ケトン体と脳波（α波）が密接にかかわっています。

体内のブドウ糖が足りなくなると、体の脂肪が燃焼され、代わりのエネルギー源として活用されるようになります。このとき肝臓でつくられるのがケトン体です。

通常、脳はブドウ糖しかエネルギー源として使うことができないのですが、体内の糖が減少するとケトン体が20倍～１００倍近くに増え、ブドウ糖の代わりに脳のエネルギー源となります。

ファスティング中は、ケトン体によって脳が活性化され、心身がリラックスしているときに出ると言われる脳波のα波が高まり、「幸せホルモン」と言われるセロトニンというホルモンがたくさん分泌されるようになります。

セロトニンは、その分泌量が多ければ多いほど「幸せを感じやすくなる」という特徴があります。

つまり、ファスティングをすると、いつもより脳も心もリラックス状態になるため、イライラもスーッとなくなるというわけです。

どんなエステよりも衰えしらずの潤い美肌が手に入る

「今までに試したどんなエステや高級化粧品よりも、いちばん効果がある美容法だった」

「内側から美しくなることで、今までコンプレックスだった自分の肌に自信が持てるようになった」


これは、ファスティングを体験した女性たちから聞いた、実際の感想です。

多くの人の場合、ファスティングをすることで、赤ちゃんの肌のようにぷるぷる潤いと透明感が生まれ、シワやシミ・そばかすが薄くなった自分の肌を実感することができるようになります。

多くの女性が憧れる「肌の美しさ」も、ファスティングで手に入れることができるのです。

「ファスティングをおこなうと、皮膚の若返りが著しく、シワがとれ、シミ、そばかす、発疹、吹き出ものが消えていく」と報告したのは、フランスのド・ヴリーズ博士です。

また、アメリカのテキサス州に断食病院を構え、難病や奇病などの患者さん5万人以上を救ったハーバード・シェルトン博士は、「断食によって皮膚は若々しくなり、肌つやがよくなり、目は生き生きとし、表情がよくなる」と発表しています。

ファスティングが肌を美しくすることは医学的にも証明されていることなのです。

では、なぜファスティングは肌を美しくするのでしょうか。

ファスティングをすると、一時的に食べ物が入らないことで低血糖状態になりますが、体内では血糖値を上げようとして、「成長ホルモン」と呼ばれるホルモンの分泌が高まります。

成長ホルモンは別名を「若返りホルモン」と言い、細胞の修復を促進させる働きがあることがわかっています。

つまり、成長ホルモンがたくさん分泌されると、その分、肌の細胞も生まれ変わるのです。古い細胞がはがれ落ち、次々にフレッシュな細胞に生まれ替わっていくターンオーバーが進むことで、潤いや透明感のあるみずみずしく美しい肌が育ってくるようになります。

具体的には、ファスティング2日目あたりから、変化が起こる人が多いようです。

「肌は腸を映す鏡」と言われているように、ファスティングで腸内環境を整えていくことで、肌の調子も自然によくなっていくのです。

海外セレブがプチ断食で体を整える理由

「何を食べるかで、あなたがどんな身体になるのかが決まります」とは、世界一の美女を育てるミス・ユニバース・ジャパンの公式栄養コンサルタントであるエリカ・アンギャル氏の言葉です。

たしかに私たちの身体は、食べるものによって、健康にも不健康にもなります。

海外の有名セレブやトップモデルたちも、ヘルシーで健康的なライフスタイルを提唱し、発信することで、「美容にいいこと＝健康にいいこと」というイメージを広げています。

なかでも最近よく耳にするのが「スーパーフード」と呼ばれる食材です。

スーパーフードとは、一般的な食べ物よりビタミンやミネラル、アミノ酸といった栄養素を多く含む植物由来の食品のこと。

厳しい環境下でもパワフルに育つフルーツ「アサイー」や、一日中走り回れると言われる「チアシード」、レモンの110倍ものビタミンCを含み抗酸化作用の強い「カムカム」といった、いかにもパワーをもらえそうなものばかりです。

スーパーフードでつくる、ミキサーしたジュース「スムージー」や低速ジューサーでしぼったジュース「コールドプレスジュース」により、ヘルシーな身体をつくることがブームを越えて、定番になりつつあるようです。

「ジュースクレンズ」という、ジュースでクレンズ（洗浄）するデトックス法は、日本でも話題になったこともあり、試した人もいるかもしれません。

デトックス力が高い栄養素を含むスーパーフードやオーガニック野菜、フルーツなどをコールドプレスジュースにして、食事の代わりにこれだけを1日3回飲んで過ごすのがジュースクレンズです。

要は、スーパーフードのデトックス作用で体内を浄化するイメージです。

じつは、これもファスティングのひとつです。日本でも、タレントのローラさんが3日間のジュースクレンズでデトックスしたことが話題になりました。

このように、最近は世界的にゴージャスで贅沢な1回の食事より、健康的でヘルシーな食生活を続けるほうが主流になっています。美のトレンドに敏感な人たちは、コールドプレスジュースで半日~1日のプチ断食をおこなって体調を整え、プロポーションの維持や肌のケア、美容に役立てています。

実際、私のもとでも、ショーや雑誌で活躍するモデルさんたちが、大事な舞台や撮影の前になると肌の調子を整えるためにファスティングをおこなっています。

PART 2

あなたは
食べたものでできている

あなたは、あなたが何を食べているかで決まる

いつまでも若々しく、病気とは無縁の健康的に引き締まった身体でいるためには、毎日の食事で「何を食べるか」と「何を食べないか」がとても重要になります。

なぜなら、**私たちは食べたものでつくられているからです。**

日常的に質の高い食事をし、細胞のすみずみまで栄養が行き届いている人は、実際の年齢よりはるかに若く見えるだけでなく、健康的な美しい身体の持ち主と言えます。

食生活を整えることが重要になるのは、「若く見える」「美しい」といった見た目の問題だけではありません。すべての基本となる「健康な身体をキープする」ということに大きくかかわってくることです。

大半の病気は「添加物」と「食べすぎ」に原因がある

現代は、自宅で寿命を迎えることができる人はわずか3％程度。それ以外の人は、病気か事故で亡くなると言われています。昔に比べ、医療が発達したにもかかわらず、なぜ病気で苦しむ人の数が、劇的に減らないのでしょうか。

私はその原因は、2つあると考えます。

いずれも、毎日の食生活にかかわることです。

ひとつは、添加物や農薬の問題です。

昔に比べ、日進月歩で広まっていった、食品の加工技術や保存技術により、家事は格段に便利になりました。農薬についても、昔と比べると今の時代の野菜や穀物、果実といった農作物は、自然の土の持つ力よりも農薬や促進剤といった化学の力で育てられているほうが多いでしょう。

これにより、作業効率の安定化などメリットはたくさんあったはずです。

ところが、その影響で本来の食の姿から大きく変化したのも事実。かつては、健康食のモデルとして海外からも注目を集めた「日本食」は、便利さと引き替えに、すっかり影を潜めてしまったのです。

日本の伝統食の糠漬け《ぬかづ》け、味噌汁、かつおぶし、納豆といった「本物の発酵食品」には、腸内環境を整える、上質な「生きた菌」が大量に含まれています。

昔の日本人は、それらを日常的に食べることで、自然と腸内環境を整えて健康体を維持することを習慣にしていたのです。

今の時代は、昔ながらの本物の発酵食品はテーブルから姿を消し、代わりに添加物や農薬で汚染された便利な食品が並ぶように様変わりしました。これでは、病気と戦うためのパワーを食事から得ることができないのも当然のことでしょう。

病気で苦しむ人が減らないもうひとつの理由は、必要以上の過食にあるのではないでしょうか。

昔に比べて、日本の食糧事情は格段によくなり、毎日当たり前のようにお腹いっぱいになるまで食べることができるようになりました。

自分の身体を健康に保つために必要な栄養を含む食事量を上回ってもなお、「あれも、これも」と食べてしまうこともあるでしょう。

自分から積極的に食べておきながら、「あー、苦しい」「これ以上、食べられない」といった調子で、身体に必要以上に負荷をかけているのも不思議なことです。

過食により普段から酷使している身体を労《いたわ》るためにも、現代を生きる私たちにとって、ファスティングでのメンテナンスは欠かせないのです。

「おならが臭い」は悪い腸内細菌が増えているサイン

最近ではテレビＣＭや雑誌でも「腸」をテーマにしているものが多く、腸がいかに注目を集めているかがわかります。たとえば、「腸内フローラ」という言葉を聞いたことがある人も多いのではないでしょうか。

私たちの腸内には、数百～数千種類、数にして1000兆個、重さにして1・5kg～2kgという、とにかく莫大な量の腸内細菌が存在していると言われています。そんな腸内細菌は、寄り集まってコロニー（集落）をつくっていて、そのコロニーを顕微鏡で見ると花畑（フローラ）のように見えることから、腸内フローラと呼ばれています。

ところで、ひと口に腸内細菌といっても、大きく分けると人間の健康にとって「いい腸内細菌」と「悪い腸内細菌」がありバランスが大切となります。栄養の消化吸収や病気になりにくい免疫機能を高めるのは、乳酸菌やビフィズス菌といった「いい腸内細菌」、毒素やガス、さまざまな病気を招くもととなるクロストリジウム属菌やウエルシュ菌といった「悪い腸内細菌」です。

便秘でおならが臭い、下痢が続く、お腹が張るなどの症状は、「悪い腸内細菌」が増えているサイン。重篤な病気になる前に「悪い腸内細菌」を減らして、「いい腸内細菌」を増やしバランスを整える工夫が必要となります。

私たちを病気から守っているのは「腸」だった

私たちの身体を病気から守る免疫機能の80％は、腸にあると言われています。脳や心臓といった、いわゆる中枢の部分ではなく、腸が80％もの免疫機能を司っていることに驚かれるかもしれません。

ですが、PART1でお話ししたように、私たちは日常生活でさまざまなものを口にしています。その中には、栄養豊富な食べ物もあれば、汚れた水や空気といったものもあります。それらを一括して取り込む場所が腸です。

腸が、細菌やウイルス、有害物などを体内に入って来ないよう、最前線で食い止める働きを担っているのです。

だからこそ、そうしたダメージにさらされないためにも、腸の免疫機能は高くなっていて当然と言えるのです。

ちなみに、免疫学の権威である新潟大学名誉教授・安保徹先生は著書の中で「人の免疫は体温が1度上がると5倍働く」、反対に「36・5度の体温が、たった1度下がると、免疫力が37％、基礎代謝は12％、体内酵素の働きは50％も低下する」と述べています。

つまり、病気を防ぐには、腸内環境を整えることのほかに、お腹を温めることも大切ということになります。

腸を汚す「肉・魚・大豆」を食べすぎてはいけない

腸内環境を整えるためには「何を食べるか・食べないか」考えることも重要。

私たちの身体のエネルギーは、まず腸に注がれます。食べたものを消化、栄養を吸収して活動の力の源を生み出すことに、多くのエネルギーが使われるからです。

仮に腸内環境がよくないと、消化吸収がスムーズにいかず、エネルギーも浪費してしまうことになるので、身体のあちこちに不調となって現れることもあるのです。

腸内環境を改善するための方法は、前述した「悪い腸内細菌」を減らすことです。そのためには、タンパク質の摂取を控えるという方法もあります。というのも、一説によると、「悪い腸内細菌」を増やすのは、タンパク質のとりすぎにあると言われています。**タンパク質のとりすぎにより、消化されずに残ったタンパク質が「悪い腸内細菌」のエサになり、増殖することにつながる、というものです。**

タンパク質を多く含む食べ物には、肉や魚、大豆などがあります。これらを食べすぎないことが、腸内環境を整えることになるという考え方もあるのです。「過ぎたるは、なお及ばざるが如し」という言葉のように、不足は不調に繋がりますが、食べすぎも不調を引き起こすのです。

健康になりたきゃ「ミトコンドリア」を増やしなさい

年齢を重ねても若々しく美しい身体でいるためには、「ミトコンドリア」を増やすことも大切だということが、最近の研究で明らかになってきたようです。

ミトコンドリアは、私たちの細胞内にある小器官で、私たちが元気に活動するためのエネルギーをつくる大切な役割を果たしています。

ミトコンドリアは、加齢とともに減っていくので、いつまでも若く健康でいるためには、質のいいミトコンドリアを日常的に増やしておく必要があります。

ミトコンドリアを増やすためには、次の４つの方法があります。

1 朝日を浴びる

植物は、光合成で活性化します。同じように、朝、太陽の光を浴びて深呼吸することは、私たちの体内でミトコンドリアも活性化することにつながります。

2 ミトコンドリアが増える「糠《ぬか》漬け」や「魚介類」を食べる

ミトコンドリアが活性化する栄養素を含むと言われる食べ物を、毎日の食事で積極的にとりましょう。具体的には、糠漬け、納豆、柑橘類、梅干し、穀類、豆類、魚介類、海藻などの食べ物、味噌や酢といった調味料です。

3 ミトコンドリアを増やす運動「タバタ・プロトコル」をする

激しい運動はミトコンドリアを増やすと言われています。

私がおすすめする運動は「タバタ・プロトコル」です。

タバタプロトコルとは、「20秒間の激しい運動と10秒間のインターバル（休憩）」を1セットとし、これを合計4～8セット、繰り返す運動法です。

ちなみに「激しい運動」とは、息が上がる強度のダッシュやジャンプスクワットなどです。

4 ファスティングをする

PART1でお話したとおり、ファスティング中は食事をしないことで体内からブドウ糖が減る代わりのエネルギーとして、ケトン体と呼ばれるものがつくられて活躍します。このケトン体を活用する割合が高まったときに、ミトコンドリアは増えると言われています。これもファスティングの効果のひとつです。

ファスティングは体をサビさせる活性酸素を減らす

私たちの身体をサビつかせる原因のひとつに「活性酸素」があります。リンゴが茶色く酸化したり、油や鉄が酸化してサビたりするように、私たちの身体も活性酸素によって酸化し、サビるのです。サビてしまった細胞は老化が進み、やがてさまざまな病気につながるとも言われています。

活性酸素の発生を抑えるためには、添加物が入ったジャンクフードや加工食品、糖分たっぷりのスイーツなどを食べすぎないようにするといった方法もありますが、やはり私がおすすめするのはファスティングです。

というのも、**活性酸素を過剰発生させる原因には、老化したミトコンドリアの存在もあると言われているからです。**体内に溜まっている古くなったミトコンドリアをデトックスし、フレッシュなミトコンドリアを増やすためにも、ファスティングは効果的な食習慣と言えるのです。

「長寿遺伝子」を働かせる画期的な方法

私たちは誰でも、年齢を重ねることにより老化していくものですが、「ファスティングをすると、老化のスピードをゆるめることができる」と言われています。**ファスティングにより「サーチュイン遺伝子」と呼ばれる遺伝子が活性化するからです。**

サーチュイン遺伝子は、長寿遺伝子とも呼ばれるように私たちの「老化」に深くかかわっています。現代に生きる私たちのサーチュイン遺伝子は、通常はオフの状態になっていて働きがストップしています。

その理由は、今の私たちが生きている時代が「飽食の時代」だからです。

というのも、人類の歴史をさかのぼると、私たちの祖先たちは皆、日常的に飢餓と闘っていました。飢餓の状態が続くと、やがて子孫を残せないまま死んでしまうことになります。

じつは、そのような危機的状況において、人間の身体の仕組みは素晴らしさを発揮します。私たちは、飢餓の状態になると、生命をつなごうとする力が働き、自分が生き延びるためや子孫を繁殖する機会を得るために、サーチュイン遺伝子のスイッチがオンに入るのです。

つまり、サーチュイン遺伝子をオンにすることこそ、究極のアンチエイジング法とも言えるでしょう。

そして、**私たちの中に眠っているサーチュイン遺伝子をオンにするためには、ファスティングにより意識的に飢餓の状態をつくってあげることが大切なのです。**

ファスティングが究極のアンチエイジング法であることは、サーチュイン遺伝子のほかに、もうひとつ活性化するものがあることからも言えます。

ファスティングにより活性化して、私たちの老化のスピードをゆるめるもの——それはＦＯＸＯ《フォクソ》と呼ばれるものです。

ＦＯＸＯとは、私たちの細胞の中に存在している物質のこと。ＦＯＸＯが活性化することで、身体をサビつかせる原因となる活性酸素の発生を抑え、遺伝子を守ります。**ファスティングには、そのＦＯＸＯを活性化させる働きがあることがわかっています。**

老化のもととなる活性酸素を少しでも減らすことが、若く美しい身体をキープすることにつながるわけですから、ファスティングでＦＯＸＯを活性化させることは、アンチエイジング効果が期待できると言っていいでしょう。

「空腹が身体を若返らせる」という実験報告

ファスティングで身体が飢餓状態になると、長寿遺伝子のスイッチがオンに入る話を前項でしました。実際に、ファスティングをすることで、細胞レベルで若返ることができる、という研究もあります。

アメリカのウィスコンシン国立霊長類研究センター（ＷＮＰＲＣ）では、76匹のアカゲザルを対象に、25年間という極めて長い時間をかけて実験をしたそうです。

サルたちを「食事制限をしないグループ」と「必須の栄養素はとりつつ、食事全体のカロリーを抑えたグループ」という2つに分けて、病気にかかる割合や死亡率などを調べたのでした。

結果は**「食事制限をしないグループ」38匹のうち28匹が病気で死亡したのに対し、「必須の栄養素はとりつつ、食事全体のカロリーを抑えたグループ」38匹のうち病気で死亡したのはわずか10匹だったと言います。**

さらに、カロリー制限をしたサルたちのほうが、見た目も若々しかったとのこと。この結果から推測できること、それは「空腹が身体を若返らせる」ということにほかならないでしょう。

ファスティングにより細胞レベルで身体が若返ることについては、「オートファジー」というキーワードを説明する必要があるでしょう。

オートファジーとは、自食作用とも呼ばれる、私たちの身体に備わっている働きのことを言います。具体的には、栄養不足を補うために、自分で自分の体内で余っているタンパク質を分解して栄養をつくり出すのです。

オートファジーは、不要になったタンパク質などをごっそり分解し、分解されたもので新しいタンパク質をつくり出す、一種の浄化システムとも言えます。

ファスティングをおこなうことで、浄化システムのオートファジーが活性化することがわかっています。

すると、これまで再利用しきれていなかったタンパク質や古いミトコンドリアなど、細胞内の不要物を大掃除することになります。大掃除の後は、新しく生まれ変わった細胞で身体は満たされるようになります。ですから、細胞レベルで若返り、健康な身体を取り戻すことができる、というわけです。

痩せたいならカロリーより「GI値」を意識しなさい

「ローカロリーや低カロリーをうたった食べ物を選ぶようにしている」

「カロリーオフと書いてあるものなら安心して飲み食いできる」

もしも、ダイエットを意識してこのような誤解をしているなら、今すぐその思い込みをあらためる必要があるでしょう。

ダイエットはカロリーがすべてではありません。

むしろ、大切なのはカロリーよりも「GI値」のほうです。

GI値とは、食べたものが体内で糖に変わって血糖値を上げるときのスピードの値。GI値が高ければ、血糖値が上がるスピードは速く、太りやすくなります。

ですから、**ダイエット中は、血糖値の上昇がゆるやかで、脂肪をつくりにくい「低GI」の食べ物を選ぶことをおすすめします。**

とはいえ、どの食べ物が低GI食品なのか、店頭に並んだものを見ただけでは判断がしにくいと思います。

そこで、主食となる代表的な食べ物をGI値の高低でまとめてみました。上が高GI、下が低GIの食べ物ですので、食事で選ぶときの参考にしてください。

〈高ＧＩ〉
白米／赤飯
食パン／フランスパン
うどん／そうめん

〈低ＧＩ〉
玄米／麦
ライ麦パン／全粒粉パン
そば／中華麵

いずれにしても、健康的で太りにくい身体づくりをするなら、カロリーよりＧＩ値をセーブするほうが効果的でしょう。

「妊活」に有効なのはたくさん発酵食品を摂ること

妊娠するための活動、いわゆる「妊活」をしている人は増えています。
私のところへも「妊活」に関する相談に来る女性は少なくありません。
私が提案している「妊活」のためのサポートは、たった２つです。
これを実践していただいた方からは、じつに多くの妊娠報告をいただいています。

・ファスティングで体内の老廃物をデトックスする
・発酵食品を積極的に食べ、栄養を全身の細胞に吸収させる

まずは、ファスティングをして、一度、体内に溜まった老廃物や不要なものをすべて体外に出すデトックスをします。

というのも、私たちは日常生活をすごしているだけで、たくさんのダメージを受けて、身体に負担をかけているからです。

添加物たっぷりの食事や排気ガス、ストレスなどにより弱ってしまった身体から「毒」を出し、もとのピカピカの身体にリセットしてあげましょう。

いい腸内細菌を増やすことも大切です。

腸内細菌は、人間にとって必要な栄養素、ホルモン、消化酵素をつくり出します。

添加物を減らし発酵食品を摂ることで、腸内環境を整え腸から細胞を元気にしてくれます。ファスティングのデトックス効果とあわせて、腸はよりキレイになります。**腸内環境を改善し、全身の細胞を元気に生まれ変わらせることからスタートし、そののち生活習慣を整えていくことで、妊活の悩みが軽減したケースは、決して少なくないのです。**

ファスティングは「奇跡のホルモン」を引き出してくれる

私たちの身体に、驚くような、うれしいミラクルを引き起こすホルモンの研究が進んでいます。

その正体は、〝奇跡のホルモン〟と呼ばれる「アディポネクチン」です。

「脂肪」を意味する「アディポ」＋「くっつく」を意味する「ネクチン」のアディポネクチンは、１９９６年に大阪大学医学部の松澤佑次教授によって発見されました。

名前のとおり、体の脂肪細胞から分泌されるホルモンが、血管の壁などにくっついて血管のメンテナンスをおこなう働きがあります。

ドロドロの血液で血管が詰まると、動脈硬化や脳卒中などさまざまな怖い病気を引き起こしますが、アディポネクチンの働きにより、予防や改善が期待できます。

アディポネクチンがすごいのは、それだけではありません。

慶應義塾大学医学部・広瀬信義教授の調査によると、長寿（100歳）の人には平均値より2倍以上のアディポネクチンが分泌されているという研究が発表されています。そればかりか、脂肪を燃焼させる効果を高めることも発見されています。

私たちを若々しく甦らせ、引き締まった身体に改善するパワーを持つアディポネクチンが〝奇跡のホルモン〟と呼ばれる理由は、そのあたりにもあるのでしょう。

では、アディポネクチンを増やすには、どうしたらいいでしょうか。

よくある誤解が、「アディポネクチンは脂肪細胞から分泌されるホルモンだから、脂肪の多い太った人ほどたくさん出て健康なのでは？」というもの。

ですが、これは間違い。正解はその反対で、太って脂肪が増えるほど、アディポネクチンの働きに対して抵抗性ができ、本来の働きが衰えてしまいます。

だからこそ、**ファスティングで脂肪量を減らすことが、アディポネクチンの分泌量を増やし、引き締まった健康な身体をつくるのに役立つと言われているのです。**

アディポネクチンは、ＤＨＡの摂取を増やすことでも増加します。

おすすめの食材は、ＤＨＡが豊富に含まれるマグロや青魚です。このように昔から日本人が健康長寿だったのは、自然と健康的な食生活を過ごしていたからだとも考えられます。

「ファスティング＋運動」で食べすぎはなくなる

「食べたい気持ちが抑えられない」「四六時中、食べ物のことばかりを考えてしまう」といった、食欲をコントロールできないことについてのお悩みを聞く機会は、とても多いものです。

私たちを悩ませる食欲は、どのようにしてコントロール可能になるのでしょうか。その問題を解決するカギを握っているのは、「レプチン」と呼ばれるホルモンの存在です。レプチンは、食欲を抑える働きをしていると言われるホルモンです。

通常は、体内にある脂肪が増加することでレプチンの分泌量が増え、食欲がおさまり、肥満を防ぐ、という流れになっています。

ただし、だからといって、レプチンの分量が多ければ多いほど、食欲をコントロールできるとは限りません。

レプチンは、その分泌が過剰になりすぎると、脳に正常に満腹の信号が送られなくなるので、かえって食欲が制御不能になり「食べても食べてもお腹が一杯にならない」という恐ろしい状態になることもあるのです。

これを「**レプチン抵抗性**」と言います。

レプチンの抵抗性が引き起こる原因とされているものに、炭酸飲料や清涼飲料、エナジードリンクなどがあります。これらには、果糖ブドウ糖液糖やブドウ糖果糖液糖、人工甘味料といったものが多く含まれています。

果糖については、フロリダ大学のアレクサンドラ・シャピロ氏が、ラットを対象に実験をおこないました。

具体的には、摂取エネルギーの60％の果糖を6カ月間投与して観察したところ、ラットにレプチン抵抗性が生じたというのです。さらに、レプチン抵抗性ができたことにより、ラットの体重増加が加速したと報告しています。

また、米コロラド大学のリチャード・ジョンソン博士の研究でも、「精製された砂糖や果糖はレプチンの抵抗性を生じさせ、脂肪の燃焼をブロックする」と結論づけていることがわかっています。

同博士は続けて、**「レプチンの抵抗性の問題を解決するには、ファスティングをおこないながらの運動が効果的である」**とも述べています。

食べない努力をするのは難しくても、食べてしまったものを定期的なファスティングでしっかり出すことはできるはず。ファスティングを習慣づけることにより、レプチンの働きを正常にし、健康な身体をキープすることは可能になるはずです。

ベジタリアンVS糖質制限――どっちが痩せる？

ダイエットに関するさまざまな情報が氾濫していることで「いったい、どれが正しいの？」という状況におちいることはよくあります。

たとえば、肉や魚を控えて野菜中心の食事をする「ベジタリアン」と、炭水化物やフルーツを控えた食事をする「糖質制限」。

一見、どちらもダイエットとしては効果がありそうに思えますが、本当のところ、どちらがダイエット効果を見込めるのでしょうか。

結論から言うと、「人によって異なる」ように思います。

ベジタリアンと糖質制限の食事には、どちらにもメリットがあり、どちらにもデメリットがあるからです。

問題は、食事の内容ではなく、「その食事法が、自分に合っているかどうか」。自分に合った食事であれば、どちらであってもダイエット効果は期待できるのです。

極端な例で言えば、「玄米菜食に変えて病気が治った」という話もあれば、「健康によいと思って玄米菜食に変えたら病気になった」という話もあります。

食事の内容のせいだけではありません。メンタルの問題もかかわってくることがあります。

たとえば、玄米菜食で病気が治ると信じ、ポジティブな心を持ったことで、身体はいい方向に変化していく例もあれば、肉や魚を食べるのが好きなのに、無理に食べたい気持ちを抑え込み、それがストレスになることで免疫力も落ちて病気につながる例もあるのです。

ちなみに、私自身は「中途半端な玄米菜食が身体に合う」と思っています。

これは、野菜や発酵食品がメインの食生活をしつつ、ときどき肉や魚も食べるくらいが身体の調子がいい、という実感があるからです。

なぜ「よく噛んで食べる」と痩せて若返るのか？

よく噛んで食べる人と、あまり噛まずに食べる人とでは、前者のほうが「太りにくく、老けにくい」と言えます。

よく噛んで食べるメリットは、４つ考えられます。

❶「食べすぎ」を防ぐことができる

「食欲」は、脳にエネルギーが不足することで生じる欲求ですが、脳の満腹中枢が「もう十分」のサインを出すのは、食べはじめてから約15分後。よく噛むことで、アゴも疲れ、次々と食べずに済むので「食べすぎ」を防ぐことができます。

❷ アンチエイジング効果が期待できる

よく噛むことで唾液の分泌が活発になりますが、じつはこの唾液に含まれるホルモンには、老化のスピードをゆるめ、若返りに役立つ「成長ホルモン」の一種のパロチンが含まれています。

3 消化吸収がスムーズになる

よく噛むことで分泌される唾液には、消化を進ませる「消化酵素」も含まれます。消化が進めば、腸での消化の負担を減らし、栄養が吸収しやすくなり、栄養をしっかり摂り込んだ細胞はイキイキと元気になります。

4 「ストレス太り」を防ぐ

唾液には、脳内から「幸せホルモン」のセロトニンを分泌させる働きもあると言われています。リラックス効果のあるセロトニンが不足すると、ささいなことでイライラしたり、メンタルが不安定になったりと、「ストレス太り」を招きやすくなります。セロトニンは抗重力筋を活性化させることで、顔、まぶた、首筋などを引き締め、リフトアップすることで若さを表現します。

このように、よく噛むことにはメリットがたくさんあります。
よく噛んで、「太りにくく、老けにくい」身体を手に入れるためにも、食べ物は1回、口に入れたら最低でも30回は噛むようにしましょう。

1日1食VS1日3食――どっちが痩せる？

これまでは、1日3食を規則正しく食べることが健康にいいとされてきました。
ところが、ここ数年は「1日1食健康法」が話題になっています。

実践している有名人も多く、タレントのビートたけしさんやタモリさん、俳優の水谷豊さんや千葉真一さん、片岡鶴太郎さん、アーティストのミーさん（元ピンクレディー）、GACKTさん、ビジネス界では、ジャパネットたかたの高田明・前社長や星野リゾートの星野佳路社長なども1日1食を習慣にしているようです。

1日1食のメリットは、「集中力が増すこと」「体が軽く感じられること」「食後の倦怠感がないこと」など数多くあります。

ただし、**誰もが1日1食がよいとはかぎりません。**

体内には、食べたものからエネルギーをつくり出す機構が2つあります。ひとつは解糖系、もうひとつはミトコンドリア系です。

解糖系は燃費が悪く、食事で摂った栄養素をすぐに消費します。一方、ミトコンドリア系は解糖系に比べ、18倍も燃費がよいのです。

たとえば、30歳より若い年代の人たちは、燃費の悪い解糖系優位でエネルギーをつくることから、1日3食しっかり食べたほうが健康を保てます。ところが、50代後半からは燃費のよいミトコンドリア系優位となり、食べすぎるとエネルギーが余りやすいため、太りやすくなるのです。

私がおすすめする1日1食の摂り方

私も忙しいときは1日1食になることも多いのですが、では、1日1食を実践するのであれば、肝心の1食をいつ食べるのがいいのでしょうか。

「朝食を抜くと太る」ということを、聞いたことがある人は多いのではないでしょうか。

たしかに、朝食をとることは、1日のスタートにエネルギーを充塡《じゅうてん》する意味でも大切なこと。

朝の太陽の光を浴びて、それまでの「おやすみモード」から「活動モード」へとスイッチを切り替えた後、朝食をよく嚙んで食べることでさらに脳全体を活性化させれば、自律神経が整い、心身と脳の両方がバランスよくなり、おやすみモードのオフから活動モードのオンへシフトチェンジできるようになるのです。

ちなみに、適切な朝食の量は、「腹四分〜腹六分」と軽めにとどめておくのがいいでしょう。茶碗に軽くよそったご飯と味噌汁、発酵食品の糠漬けや漬け物をよく噛んで食べるのが理想的です。

ただし、これは朝の時間に多少なりとも余裕がある人の場合であって、**すべての人に「1日1食は、朝食にすべき」と言っているわけではありません。**

たとえば、朝は出かける時間ギリギリまで寝ていて、食欲はゼロなのに慌てて朝食を流し込む……ということは、しっかり活動モードになっていない内臓に、いきなり大量の食べ物を入れることで、大きな負担をかけることになります。

これは、「何が何でも1日3食を厳守」と思い込んでいる人にも言えることですが、朝に弱いタイプの人で、「朝食をとらないほうが調子がいい」と言う人もいるということです。

そのような人は、無理して朝食をしっかりとることを控え、朝食を抜くか、食べても野菜やフルーツ程度にしておくほうが無難でしょう。

このように考えると、「1日1食は、いつ食べるのがベストか?」「そもそも、1日1食と1日3食はどちらが身体にいいのか?」という問題の答えの行き着くところは、すべて同じになります。

つまり、**「本人の生活リズムや身体のリズムに合わせて、もっとも調子がいい時間に食べればいい」**ということなのです。

たとえば、「朝食は食べたほうがいい、と聞いたから」と無理矢理に食べるのではなく、

「朝食を食べると午前中の仕事がはかどるから」
「朝食を食べるとお通じがよくなるから」

といった、自分なりの成功法則を持って食事に向き合うことをおすすめします。

ちなみに、私の場合、朝食は抜いてお昼をガッツリ食べ、夜は食べないか、お漬け物と味噌汁程度の「1日1食~1・5食」が、もっとも身体の調子がいいという実感があります。

あなたもぜひ、自分の身体にあった食生活のリズムを見つけてください。

とは言っても、「食」は楽しいエンターテイメントでもあります。ときには何も気にせず家族、友人とワイワイ飲んで食べて、夜を思いっきり楽しむこともとても大切です。

最終的に目指すのは〝あれがダメ、これがダメ〟ではなく、何を食べても健康で長生きでき、現代をサバイブできる体です。それこそが、本当の意味での健康と言えるのではないでしょうか。

ファスティングで栄養不足にならない理由

医学の世界では、栄養不足は「外傷が治りにくい」「感染症にかかりやすい」と言われていますが、田中式ファスティングの場合、特性ドリンクによって植物の持つファイトケミカル（植物化学成分栄養素）、ビタミン、ミネラル、糖質を摂りながらおこなうため、これらの心配は無用です。

たんぱく質不足は特性ドリンクで補うこともでき、人体が持つオートファジーの働きで、細胞内に溜まった不要なたんぱく質をリサイクルするため、ダイエットにありがちな「たんぱく質不足」になることはありません。

免疫機能の面も、ファイトケミカル、ビタミン、ミネラルによって抗酸化作用が働き、リンパ球、単球など、白血球の機能維持、粘膜上皮の維持ができます。


南カリフォルニア大学（USC）長寿研究所のヴァルテル・ロンゴ教授らの研究によると、**ファスティングによって、血液や免疫系の生成にかかわる造血幹細胞が活性化して、新しい白血球が生み出され、免疫系が再生することがわかりました。**

「飢餓状態になると、体はエネルギーを節約しようとして、ダメージを受け不要になった免疫細胞をリサイクルするのではないか」とロンゴ教授は分析しています。

つまり、ファスティングによって古く壊れた免疫や、化学療法の副作用でダメージを受けた免疫システムを再生させたり、新しい免疫系をつくる働きが活性化されるということです。

さらに、幹細胞の活性化を阻害する酵素の働きを抑え、老化やがんのリスクと関係するホルモンを減少させるとのこと。

つまりファスティングは、究極のアンチエイジングとも言えるのです。

急激なダイエットと田中式ファスティングは違う

一般的に、急激なダイエットは体に悪いと言われます。

これは「ヨーヨー現象」と言って、無理なダイエットや間違った食事制限などで筋肉が減った後に、「リバウンド、ダイエット、リバウンド……」を繰り返すことで、さらに筋肉が減り、健康を損なう現象を言います。

ダイエットによって筋肉が減る原因を考えてみましょう。体内の糖質がなくなると、筋肉などの体たんぱく質を異化（分解）し、たんぱく質を糖に変換しエネルギーを確保する「糖新生」が起こり、筋肉がどんどん減り、体が弱ってしまいます。

ところが、田中式ファスティングでは、発酵ドリンクを飲みながら、最低限の糖を補うことで、糖新生を極力抑えることができます。これによって、筋肉が減るのを守りながら、効率よく脂肪を燃やすことができるのです。決して体に悪いダイエット法ではありませんのでご安心ください。

健康を維持するうえで、筋肉はとても大切ですので、ファスティングの後は筋肉を増やす運動をおこなうことをおすすめします。

ファスティングで腸内環境が整えば幸せになれる

自律神経のバランスを保ち、脳や腸の働き、ストレスや快楽などの感情をコントロールする脳の3大ホルモンがあります。

それが「セロトニン」「ドーパミン」「ノルアドレナリン」です。

「セロトニン」は幸福感を高めてくれる幸せホルモンと呼ばれ、「ドーパミン」は喜びと快楽のホルモン、「ノルアドレナリン」はやる気スイッチホルモンと呼ばれていて、これらは脳内で分泌されます。食べた物を腸内で正常に消化吸収することで、栄養がしっかり脳に届いたら、バランスよく分泌することができます。

驚くことに、これらのホルモンは「ブレインガットホルモン（脳腸ホルモン）」と呼ばれ、その一部は腸内でもつくられることがわかっていています。

つまり、腸内環境を整えることは、自律神経や感情のコントロール、健康で幸せな生活を送るうえでもとても大切と言えます。

しかし、腸内環境が乱れた状態では栄養の消化吸収が悪く、これらのホルモンの分泌も悪くなることで自律神経が乱れ、感情も不安定になります。

これは言い換えれば、**感情は、腸の働きで左右されると言っても過言ではなく、便秘や下痢など腸の状態が悪いとイライラしたり、ヤル気が出なかったり、感情が不安定になるのがうなずけます。**

まさに脳と腸は繋がっている（脳腸相関）といえます。

ファスティングで腸内環境を整えれば、自律神経、感情状態も整い、さらには健康もダイエットも手に入れることができ、〝腸〜ハッピー〟になれるでしょう。

PART 3

医者いらずの体を手に入れた！
ファスティング体験談

30代／女性／主婦

３日間でマイナス５㎏！ 長年、不定期だった月経周期も改善！

私が田中式ファスティングに挑戦したきっかけは、「体調不良」でした。
もともとホルモンバランスが悪く、月経周期も乱れていたこともあり、婦人科にも通っていました。ほかにも身体の調子が悪くなることが重なったので、以前から興味があったファスティングを試してみようと思ったのです。

心配だったのは、「何日も食事をしないことに耐えられるかどうか」ということ。私は食べることが大好きな「食いしん坊」なので、食べないことに対する不安がありました。

「できるかな……」が「やるしかない！」に変わったのは、ファスティングの前の準備食の段階でした。いつもより食べるボリュームと内容をかなり減らしているにもかかわらず、まったく辛くなかったのです。

「胃腸を休める意味でも、今の私にはファスティングが必要なんだ。やるしかない！」と自然に思えたのでした。

ファスティング3日目で頭が冴え、身体が軽くなった！

ファスティング期間の1日目は、田中式ファスティング特製の発酵ドリンクのおかげでしょうか、空腹感はまったくありませんでした。「この分なら、3日間なんて意外と簡単にすぎてしまうかもしれない」と、そのときは楽観的な気持ちになっていました。

ところが、2日目のお昼頃になると、悪寒や眠気が出はじめたのです。ただ、悪寒や眠気、倦怠感については事前に聞いていたので、慌てることはありませんでした。厚着をして横になり、2日目は過ぎていきました。

3日目になると、前日までの悪寒や倦怠感はなくなり、むしろ頭が冴えている状

態に。身体もとても軽く感じたのを覚えています。

無事に3日のファスティングを終え、驚いたのは回復食期の1日目で重湯を口に運んだときです。**味付けを一切していないのにもかかわらず、ものすごく美味しく感じられたのです。**

ところが、そんなに美味しい重湯なのに、たったスプーン2杯食べただけでお腹いっぱいに。「食べたくなかったら、無理に食べる必要はない」という事前の指導もあり、重湯はそこでストップして足りない栄養分は発酵ドリンクで補いました。

薬に頼らなくても健康体を取り戻せた！

ファスティングをして、いちばん変わったのは「食」に対する意識です。

せっかく綺麗になった身体を大切にキープしたいという気持ちが起こり、「体に必要な栄養は取り入れるが、不要なものは食べないでおこう」と心がけるようになりました。

すると、添加物たっぷりの「外食」よりも、信頼できる食材で調理する「自炊」

へとライフスタイルも変わりました。食事の量も、以前は食べすぎて苦しくなることもたびたびありましたが、ファスティング後は自然に「腹六分」「腹七分」で抑えられるようになりました。

体重は、ファスティング中から５kg以上落ち、リバウンドもしていません。「ぽっこりお腹」もなくなり、「体が軽いって、これほどまでに気持ちがいいのか！」と満足しています。

不定期だった月経周期も改善しました。ホルモン剤を飲まなくても定期的に月経が来るようになったのです。婦人科に通院していたころに比べて、ＰＭＳ（月経前症候群）も軽くなりました。

ファスティングの効果は、ダイエットやデトックスということだけではありません。食生活を見直すきっかけになったことが、とても大きいと思っています。

今では、食べたものが体に与える効果なども意識するようになり、「栄養バランスのとれたものを適切な量で」が習慣になりました。

50代／女性／ダンス講師

腸洗浄をしてもダメだった便秘が、毎日のようにお通じドカン！

便秘で悩む女性は多いと聞いていますが、私の場合はとくにひどいものでした。市販の便秘薬や有名な漢方、「絶対に効くから」と友人からすすめられたお茶でさえも効果はなし。

ついには、病院で「腸洗浄」をしてもらうことになったのですが、「腸が動かないようですね。今日はやめましょう」と、医師からもサジを投げられるほどでした。出産後はさらに便秘がひどくなり、苦しさのあまり入院したこともありました。

そんな私の便秘体質も、田中式ファスティングに出会ったことで、別人のように変わりました。

5日間のファスティングをしたところ、「生まれてはじめて！」というほど、便がドッサリ出たのです。

とくに、回復食期に食べた「スッキリ大根」（173ページ参照）は衝撃的でした。大根をすべて食べ終わらないうちから、お腹がグルグルと鳴りはじめ、トイレに駆け込んでしまったのです。

もう腸洗浄をしに病院に行かなくても、同じ効果を自宅で得られるのです！

それからは、2カ月に一度の頻度でファスティングを定期的におこない、スッキリ感を味わうことが習慣になりました。

ファスティングの回数を重ねていくと、固形物を食べなくても、毎日自然に便が出るようになるのも不思議なことです。

もしも、あのままひどい便秘の状態でいたら、やがて大腸ガンになっていてもおかしくないと思うと、ファスティングをはじめて本当によかったと思います。

31歳／女性／会社員

疲れやすい身体を徹底改善！体温も上がって「冷え・むくみ」を退散

「疲れやすい身体をなんとかしたい」

そう思ったのが、私がファスティングに興味を持ったきっかけでした。

いつも疲れやすく、身体のだるさを感じていた私は、自分自身の体温が低いことも気にしていました。平熱が35・2℃と低く、真夏でも手足だけは冷えている状態。低体温は、さまざまな病気を招くということも知っていたので、「どうにかしなければ」と体質改善を望んでいました。

体質改善をするにあたり、ファスティングを選んだのは、思ったよりも簡単にできることがわかったからです。体温を上げるのに、無理な筋トレをして筋肉をつけたりしない点も魅力的でした。

4日間のファスティング中は、日を重ねるにつれて体が軽くなるのを感じました。**肝心の「手足の冷え」についてもまったくなく、体温が上がっていることを実感できました。**

ファスティングを終えてみると、平熱は36・5℃まで上がっていたのです。と同時に、疲れやすい身体にも元気が戻り、朝も気持ちよく起きることができるようになりました。

ワンサイズ下の服や靴もOK！　オシャレへのモチベーションもアップ

体質改善が目的でファスティングをはじめましたが、結果的にダイエット効果もあり、**なんと体重が3・5kgも減っていたのです。「食べないこと＝苦しいこと」という予想に反し、ずっと楽にできたのでストレスもまったくありませんでした。**

サイズが小さくて履くことができなかったパンツ、着ることができなかったワンピースも余裕で着こなせるようになり、オシャレへのモチベーションもアップしたようです。

驚いたのが、足のサイズがマイナス０・５㎝小さくなっていたことです。体温が低いことで手足が冷え、むくんでいたのがとれてスッキリした、ということなのでしょうか。

これまで体質改善をしたくていろいろなことを試しましたが、これほどたくさんの嬉しい効果があるプログラムははじめてでした。

20代／女性／会社員

花粉症の苦しみから解放！免疫力アップで毎日が楽しく

以前から食生活には気をつけているつもりでしたが、おつき合いや残業などにより、食事が乱れることもたびたび。また、肩こりや腰痛、疲れの抜けの悪さを感じることは慢性的にありました。

そんな自分の身体を、内側から元気にしたくてはじめたファスティング。ファスティングを終えて1週間ほどたっても、朝の目覚めのスッキリ感や疲れにくさが続き、しばらくはとても心地よく過ごせるのも嬉しいことです。

ファスティングをしたことにより、さまざまな体の変化があったのも事実。先日は、4回目に挑戦、7日間のファスティングをおこないました。

終わってみて、もっとも強く実感したのは、**「免疫力が上がったこと」**と**「味覚が敏感になったこと」**です。

花粉症が辛くなくなった！　食事が楽しくなった！

免疫力のアップに関しては、**風邪をひく回数が激減した、花粉症の症状が軽くなって点鼻薬を使わずに済むようになった、ということが挙げられます。**

味覚が敏感になった理由は、味覚もリセットされたからかもしれません。

たとえば、コンビニで売っているチョコレート菓子を食べられなくなっていました。大好きだったはずなのに甘すぎて舌が受けつけなくなってしまっているのです。**ファストフードの食べ物も、味付けが強烈に濃く感じられるので、食べられなくなりました。お店の前を通っただけで、お腹が一杯に感じてしまうほど、化学的な味付けに魅力を感じなくなったのです。**

その代わり、出汁や香味野菜の美味しさがわかるようになりました。

上質な昆布や鰹節でとる出汁の美味しさは、市販のものとは比べものにならないことを知ると、料理が楽しくなるだけでなく、周りからも料理の腕をほめられるようになったのです。

病気にならない身体と本物の美味しさがわかる舌を手に入れることができ、毎日がとても楽しくなりました。

ファスティングをしたことをとても満足しています。

30代／女性／主婦

無謀なダイエットが招いたリバウンド。でも、すべての悩みが解決！

「痩せたい！」「子どもを生みたい！」という両方の願いを叶えてくれたのが、田中式ファスティングです。

10代後半の頃、無謀なダイエットをした結果、短期間で10kg以上も体重を落としたことがありました。そのときは、体重が激減したことに喜んでいたのですが、恐ろしいことに、そこから7年間も生理が止まってしまうことになりました。

しかも、無謀なダイエットがたたり、リバウンドによりダイエット前よりもかなり太ってしまったのです。

20代後半になると、すでに結婚していたこともあり、「出産」についても真剣に考えるようになっていました。そこで、ダイエットと出産に関するさまざまな情報をネットで検索していたところ、たどりついたのが田中式ファスティングでした。田中式ファスティングは、ダイエットだけでなく、女性特有の悩みに対しても効果が高いと評判だったからです。

パートナーと2人で挑戦！ ファスティング効果UP！

ダイエットのことや子どものこと、今後の健康のことも考えて、ファスティングは夫と2人ではじめることにしました。

もしもパートナーがいるなら、ファスティングは1人でするよりも、パートナーと2人で挑戦するほうが効果は大きいと思います。2人揃って痩せられるだけでなく、食事の買い物や外食など、食生活を見直すことができるようになるからです。身体や食事についての興味も広がり、以前よりコミュニケーションも増えました。

さらに、田中先生に相談して、妊娠のためのアドバイスを受け、サプリメントや栄養素などの指導をしてもらいました。

すると、**3回目のファスティングで子どもを授かることができたのです！**

もちろん、ファスティングだけで妊娠したとは思っていません。ですが、ファスティングをひとつのきっかけとして、身体や食生活のことなどを見直すことができたので、すべてがよい方向に向いて奇跡が起こったのではないかと思っています。

41歳／女性／主婦

不眠、腰痛、冷え性……。あらゆる不調が3日間で消えた！

ストレスで体調を崩し、パニック障害を起こしたことがきっかけで病院へ行くと、「自律神経失調症」と診断、薬を服用しはじめました。薬のせいで眠れるようにはなったものの、筋力の低下や胃痛、背中の痛みや冷え性など、さまざまな不調を感じるようになったのです。

カイロプラクティックや鍼灸、リンパマッサージなどを試したものの、一向によくなる気配もなく……。薬の服用をお休みしてみても、腰痛や股関節のしびれ、生理不順や抜け毛など不調は増えるばかり。

「私はどうなってしまうんだろう」「もう健康な身体には戻れないのかしら」と、悩んでいたときに出会ったのが田中式ファスティングです。

早速、3日間のファスティングに挑戦することにしました。

以下は、ファスティング中の3日間の記録です。


【ファスティング1日目】

- 顔色がよくなる
- 胃痛や腰痛、股関節のしびれがすべてなくなる。長時間の外出が可能になる
- 目覚めがよくなり、家事がはかどるようになる

・動悸やめまいがなくなり、電車に乗れるようになる
・生理前のイライラがなくなる。生理が戻る

【ファスティング2日目】

・体温が上がり、冷え性が和らぐ
・寝起きが楽になる

【ファスティング3日目】

・冷たかった手足がポカポカするようになる

このように、たった3日間のファスティングで、じつに10年間も悩んできた不調がすべて改善されたのです。

私の体調がよくなったことで家族も喜び、笑顔が増えました。

47歳／男性／自営業

マイナス15kgの減量に成功！血圧を下げる薬漬けの毎日から解放！

1日に飲む薬が10種類もあるほど、ファスティングをする前の身体はボロボロな状態でした。ファスティング前の体重は100kg、血圧は朝と晩に薬を飲んでいるにもかかわらず、上が227、下が176という数値。

医師からは「狭心症の疑いもある」とも言われていました。

「ファスティングをしよう」と重い腰を上げたのは、昨年、弟が病気で倒れ、「次は私だろうか」と不安に思ったからです。田中先生と相談して、2週間ほどの準備食期の後、21日間のファスティングをおこなうことにしました。

ファスティング中は、腹筋や腕立てなどの軽い筋トレのほか、水泳も続けました。

最初の1週間は多少「キツいかな」と感じたものの、その後は空腹を感じなくなり、食べないことが普通になりました。

10代のスリムな頃の体重に戻った！

ファスティングを終えてみると、全身が生まれ変わったようでした。というのも、100kgあった体重は85kgになり、なんと15kgも落ちていました。

問題だった血圧も、上が150、下が120まで下がっていたのです。

私自身がいちばん驚きましたが、医師も驚いていました。それまで飲んでいた10種類の薬からも解放され、健康の素晴らしさを実感したものです。

身近なところでは、身体が軽くなったおかげで、通勤時に上り下りする階段がとても楽に感じられるようになったのも嬉しいことでした。

最近は、そんな私の変身ぶりを間近で見ていた妻もファスティングをはじめ、「10代のときと同じ体重に戻った」と大喜びしています。定期的なファスティングで身体をメンテナンスすることが、私たち夫婦の新しい習慣になりました。

30代／女性／主婦

不規則な生活がもたらした喘息。デトックス効果で薬に頼らない体に！

「毎日、薬を飲んでいるのに、なぜ治らないのだろう」「もう薬に頼る生活はしたくない」という思いから、ファスティングをはじめました。

当時の私は、「1日2箱のタバコ、食事はお菓子とカップラーメン」という、今思えばかなり荒れた生活をしていたせいで、喘息の発作に苦しめられていたのかもしれません。

ファスティングのことを知ったのは、友人が酵素ドリンクの存在を教えてくれたからでした。ブームになっていた酵素ドリンクがきっかけで、ファスティングのことも知りました。さらに調べていくうちに、ファスティングにもいろいろ種類があることがわかり、その中でも田中式ファスティングには「自然治癒力が高まり免疫力が強くなった」「子どものころからのアトピーが治った」といった、体質そのものが改善されたという体験者の感想が多く寄せられていることに気づいたのです。

「これなら、私の喘息も治るかもしれない」と思って挑戦。

止まらない喘息の発作と、薬を飲む生活からキッパリと決別したかったのです。

3日目の朝の目覚めはこれまでにないほど爽快だった！

「毎月10日間の田中式ファスティング×6カ月間」を繰り返して、本格的な体質改善を試みました。

1回目のファスティングがスタート。1日目は緊張をしていたからか、あっという間に過ぎ、2日目は少しだるかったり眠かったりと、スッキリしない体調でした。

変化があったのは、3日目の朝。**朝の目覚めが、これまでにないくらいスッキリしたのです。目覚ましのアラームをセットしなくても、自然に目が覚めて、脳が冴え渡っている感じが最高でした。**4日目以降はとくに不快なこともなく、難なくはじめての10日間のファスティングが終わりました。

「食べなくても辛くなかった」「もっと長い期間、続けられると思った」「顔色がよくなり、肌のキメが細かくなった」「ウエストが細くなった」「脚のむくみがとれて細くなった」など、はじめてのファスティングをしてみて思ったことは数多くあります。なかでも、**もっとも嬉しかったのは「薬を飲まなくても生活ができた」ということです。**

ファスティング期間中は毎日、田中先生からメールが届くので、不安になることはありませんでした。気になることがあっても、すぐに相談できたので安心でした。

2回目、3回目とファスティングを続けていくうちに、喘息の発作は減っていきました。4回目、5回目が終わった頃からは、**あれほど毎日飲んでいた薬を飲まずに生活ができるようになり、6回目が終わったあたりからは薬を飲まなくても発作を起こすこともほとんどなくなりました。**

1年以上たった今でも、薬を飲まないまま喘息は治まっています。たまに出る発作は軽く、自分でコントロールできるようになりました。

40代／男性／会社員

重度の痛風とアトピーの症状が2回のファスティングで劇的に改善！

ファスティングをする前は、食事をしないだけで長年の苦しみが治るなどとは、まるで信じていませんでした。ましてや、食事を抜いたことのない私には、絶対に無理だと思っていました。

ところが、驚いたことに、2ヶ月間田中さんのトレーニングジムに週2回通いながらのたった2回のファスティングは私を変えました。**病院では「一生つき合うものです」と言われ続けていた病気が、田中式ファスティングで改善されたのです。**

強い薬も不要になり、外見も変わりました。というのも、私は「痛風」と「アトピー性皮膚炎」を患っており、長期間にわたり苦しんでいたのです。

2カ月間で2回（5日間と7日間）のファスティングで症状はこんなに軽くなりました。

【痛風】

・尿酸値：10・5㎎／dL↓6・5㎎／dL

・10年間飲み続けていた薬「フェブリク」朝晩1錠ずつ↓服用なし

【アトピー性皮膚炎】

・「ステロイド軟膏」「シクロスポリン」↓「市販の保湿液」「アレグラ」のみ

5日間と7日間のファスティング中は、空腹で苦しむことはありませんでした。ですが、脳は「何か食べたい」「何かを噛みたい」という気持ちが残っていたようです。そんなふうに、脳が求める食欲とたたかう努力も必要ですが、それを大きく上回るファスティングのメリットは何ものにも代え難いものがあります。

PART 4

ファスティングを始める前に知っておいてほしいこと

自宅でもできる「田中式ファスティング」の基本

私の提唱する「田中式ファスティング」の方法は、いわゆる「飲まず食わず」の厳しい断食とは大きく異なります。特製の「発酵ドリンク」を飲みながらおこなうファスティング――これが、田中式ファスティングの基本的なやり方です。

ちなみに、田中式ファスティングの原型となっている「ミネラルファスティング」は、杏林予防医学研究所の山田豊文所長が開発した方法です。

これまで山田氏のもとで多くの有名人、スポーツ選手、野球選手などがミネラルファスティングを実践しています。

田中式ファスティングで使用する「発酵ドリンク」は、果物や野菜、野草などを乳酸菌、酵母菌など50種以上の菌の力によって1年間以上発酵させ一切薄めていない「原液100％」の特製ドリンクです。

これを水で薄めて飲み、ヒマラヤの還元力の高い岩塩と無農薬・無添加の梅干しをとりながらファスティングをおこないます。

通常の「飲まず食わず」のファスティングに比べ、田中式ファスティングは「辛さを感じにくい」という嬉しいメリットもあります。

というのも、**飲食をしないファスティングをした場合、血糖値が低くなることでふらつきや頭痛、吐き気や全身の倦怠感といった不快な症状が出ることもあります。**最低限の糖質をとりながら断食をする田中式ファスティングでは、この一連の不快な症状を軽減します。だからこそ、**田中式ファスティングは、はじめてで不安な人にも簡単、安全に、自宅でも断食ができるのです。**

田中式ファスティングが「空腹を感じない」理由

断食と聞くと、多くの人が真っ先に思い浮かべるのが「空腹への不安」でしょう。田中式ファスティングは、こうした不安のもととなる空腹を感じにくいことも特長です。

そもそも、空腹とは「お腹が空いている」状態ではなく、「脳のエネルギーが不足している」状態を指します。つまり、**断食をしても、脳のエネルギーが不足していなければ、空腹を感じないでいられるから辛くない、ということになります。**

田中式ファスティングで用いる発酵ドリンクは、低分子化された糖質などの栄養素が含まれているため、飲むとすぐに脳のエネルギーになります。

すると、お腹には食べ物が入っていなくても、脳にはエネルギーがある状態になり、さらに、前述した脳のエネルギーになるケトン体がどんどん運ばれるので空腹を感じることがなくなるのです。

ライフスタイルを変える必要はまったくない

「断食は、食べ物のことを忘れるために、日常から隔離された専用の施設で、泊まりがけでおこなうのではないか」

「断食中は、食べ物の誘惑を断ちきる訓練をするために、修行僧のようなストイックな生活を毎日送らなければならないのだろう」

断食にまつわる「辛い」「厳しい」といったイメージは、いわゆる「断食道場」のような専門施設に宿泊して細かい管理のもとにおこなうものだ、という思い込みからくるのではないでしょうか。

田中式ファスティングは、まったく違います。**施設に泊まるどころか、自宅で可能な断食法です。もちろん、仕事や家事など今の生活スタイルを変える必要も一切ありません。**

ファスティングの効果はもとより、「空腹を感じない」「生活のペースを変えることなく、自宅でできる」という大きな魅力があるからこそ、田中式ファスティングを試す人が増えているのでしょう。

私自身がファスティングをどんなふうに日常生活に取り入れているか、そのタイミングやペースについてご紹介しましょう。

基本的には、毎月欠かさず3日以上のファスティングをおこなっています。ほかにもたびたびあるのが、**お酒を飲みすぎた翌日の「1日ファスティング」**。食事もお酒も決してストイックに制限していない分、「食べたら出す」「飲んだら出す」という具合に、体内の毒素や老廃物をしっかり出す工夫をするようにしています。

これから田中式ファスティングをはじめるみなさんも、「365日、完璧に健康的な生活を送ること」を目指すのではなく、「不摂生な生活が続いたと感じたら、反省して内臓をお休みさせてあげよう」という感覚でファスティングとつき合っていくことをおすすめします。

そのほうが精神的にも楽ですし、長続きする習慣にしやすいからです。

ですから、最初は私のように毎月3日以上のファスティングをおこなえなくてもいいのです。

職場の飲み会や暑気払い、歓送迎会や結婚式、忘年会や新年会といった、なにかと内臓を酷使する機会があったら、その後にしっかりファスティングをして内臓を休める時間をつくってあげるようにします。夏休みや冬休みといった、少しまとまったお休みに試してみるのもはじめやすいタイミングです。

次に、実際にどのようなタイミングでファスティングをおこなえばいいのかを説明していきます。自分のライフスタイルに合わせて、無理なくはじめやすいコースを選び、実践してみてください。

［金・土・日の3日間コース］

週末を使って心と体をリフレッシュして1週間をスタート

1 準備期間：水・木曜日

2 ファスティング期間：金・土・日曜日

3 回復食期間：月曜日

4 準回復食期間：火曜日

金・土・日という週末にかけての3日間を使ったファスティングは、「平日は多忙だが、週末ならなんとか時間をコントロールできそうだ」という人におすすめです。ビジネスパーソンなど、土・日がお休みの人の多くが実践しているコースでもあります。

週末にかけてファスティングをおこなう人が多いのは、食べ物の誘惑が比較的少ないから、という理由もあります。

食事会や飲み会に誘われることや、出先でスイーツやドリンクをすすめられる機会も、平日より休日のほうが少ないはず。週末の外食を1回お休みして、疲れきった内臓を休める時間をつくってみるのも、健康で美しい身体をつくるための自己投資としては賢い選択と言えます。

ファスティングが終わった翌日は、いきなりいつもの食事に戻すのではなく、回復食といって、いわゆる「身体にやさしい」食事を心がけるのが基本です。

この週末3日間のコースであれば、回復食期間にあたるのは月曜日。月曜日は、ほかの平日の曜日と比べても予定を入れる機会が少ない分、「自分のペースで食事をとりやすい」ということもあり、安心して実践できるのではないでしょうか。

［月・火・水の3日間コース］
週末は思い切り遊んで、週の前半で心と体を整える

1 準備期間：土・日曜日
2 ファスティング期間：月・火・水曜日
3 回復食期間：木曜日
4 準回復食期間：金曜日

月・火・水という週のはじまりの3日間を使ったファスティングは、「仕事や家事に追われる忙しい平日は、食べ物のことを考える時間に余裕がないから、かえってファスティングするにはちょうどいい」「週末は1週間に一度の楽しみのお休みなので、自由に好きなものを食べたい」などと考える人におすすめです。

忙しい時間を使ってファスティングをすることで、「あっというまに3日間が終

わった」「食べ物のことを考えるスキがなかった」という声もあります。平日にお休みがあるというライフスタイルの人も実践していることが多いコースです。

回復期間が木・金なので、1週間を通して暴飲暴食をするのを防ぐこともでき、「綺麗な身体をつくっている」という実感を十分に味わえるのも爽快感につながります。

［月～金曜日の5日間コース］
ファスティングの効果をしっかりと感じることができるコース

1 準備期間：土・日曜日
2 ファスティング期間：月・火・水・木・金曜日
3 回復食期間：土曜日
4 準回復食期間：日曜日

私が普段、お客様にアドバイスしているコースでもあります。

ファスティングの効果をもっともしっかりと感じることができるのが、平日の5日間を使ってファスティングをおこなうコースです。

本格的に身体の代謝パターンを改善し、「身体が軽くなった」「朝、気持ちよく起きることができるようになった」「集中力がアップした」というような効果を目に見えて実感できるようになることが多いコースです。

ほかにも、5日間コースでファスティングをおこなうメリットがあります。

それは「時間を有効活用できる」という点です。

一般的に私たちは、朝食と昼食を合わせて1時間、夕食に1時間、合計2時間を毎日の食事の時間にあてています。

ところが、ファスティングをしている5日間は、食事にかかる時間はほぼゼロに近くなります。すると、毎日2時間の食事時間×5日間＝10時間、なんと5日間で、10時間も自由に使える時間がふってわいてくることになるのです。

毎日「時間がない」と嘆いている人でも、10時間もあればいろいろなことができるようになるのは明らかです。仕事や育児にも余裕を持って向き合えるようになりますし、プライベートで新しいことをはじめることもできるでしょう。

また、日頃の睡眠不足を解消する時間にあててもいいでしょう。「ファスティングをはじめてからグッスリ眠れるようになった」という意見が多いのも事実。質の高い睡眠を得られる効果が期待できることもあり、長く深く眠ることができるようになることで、身体はますます元気を取り戻すはずです。

じつは「身体に悪い酵素ドリンク」もある

田中式ファスティングでは、特製の発酵ドリンクを飲みながらファスティングをおこないます。繰り返しになりますが、この発酵ドリンクとは、果物や野菜、野草などを乳酸菌、酵母菌など50種以上の菌が持つ酵素の力によって1年間以上も発酵させてつくった乳酸菌がたっぷり含まれたドリンクです。これを、一切薄めていない「原液100%」の状態で飲みます。

植物を乳酸菌などの酵素で発酵させたドリンクは「酵素ドリンク」と呼ばれ、ブームのあおりも受けて、現在さまざまなメーカーから販売されています。

実際は、最後に加熱殺菌が義務づけられており、加熱することで酵素は働きを失ってしまいます。

しかし、**高い技術力で発酵された発酵原液であれば、加熱に耐えた乳酸菌が活躍してファスティングをサポートしてくれます。**手軽に購入できるようになった反面、注意したいこともあります。ときとして、質の悪いドリンクが販売されていることもあるからです。

ですから、もしも「市販されている酵素ドリンクを買って、自分でファスティングを試してみよう」と思う場合、気をつけたい点があります。

たとえば、色をつけるための「着色料」や「カラメル色素」、飲みやすさを求めて「人工甘味料」や「異性化糖(ブドウ糖果糖液糖や果糖ブドウ糖液糖など)」、「保存料」などの化学的な添加物を加えてつくられたものも少なくはありません。

ファスティングの主な目的は、腸内環境改善や体内にたまった不要な老廃物のデトックスですが、このような添加物たっぷりのドリンクではデトックスできません。

それどころか、身体にとっては毒になることもあり、頭痛や吐き気といった不調をおこす原因になりかねないのです。

「酵素ドリンクというネーミングで販売しているから大丈夫だろう」と早計に判断せず、成分表示のラベルを見て添加物をチェックしたり、販売元がしっかりしているかどうかを確認したりする必要があるのです。

「質のいい酵素ドリンク」の見分け方

ファスティングをするときは、「酵素ドリンク」と名がついていればなんでもいいわけではなく、ファスティング専用につくられたドリンクでおこなう必要があります。**ファスティング専用につくられたドリンクとは、「食べ物を食べなくても、健康な身体づくりに必要な栄養を豊富に含んだドリンク」ということです。**

田中式ファスティングで用いる発酵ドリンクは、豊富な栄養を含んでいるので、安全にファスティングをおこなうことができます。

たとえば、次のような栄養素も含まれています。

・**マグネシウム**……体内にある３００種類以上の酵素の働きを活性化させる働きがあり、ファスティング中の代謝活動を高めるために重要なミネラル。

・**ＭＳＭ（メチルサルフォニルメタン）**……私たちの身体がサビつくのを防ぎ、若々しく保つだけでなく、デトックス効果を高める栄養素。コラーゲン生成のサポートもする。

・**Ｌ-カルニチン**……体内で合成される脂肪の燃焼には必ず必要なアミノ酸の一種。これがたくさんあることで、余分な脂肪を燃やすケトン体の合成を高め、ファスティング中の脳の栄養を十分に確保します。デトックスもサポートし、太りにくい身体をつくります。

田中式ファスティングで用いる発酵ドリンクは、単なる最低限の栄養補給だけではなく、解毒に必要な成分を含み、腸内環境を整え、体内酵素や腸内細菌の活性といった、さまざまな身体にいい作用が見込めるドリンク。だからこそ、食事の代わりに発酵ドリンクを飲むだけで、健康な身体づくりができるようになるのです。

酵素が代謝を高め、健康的で痩せやすい体をつくる

「痩せたいから」「身体の調子をよくしたいから」「綺麗になりたいから」など、ファスティングをはじめる理由はさまざまでしょう。

もともとのファスティングの目的は、体内の不要な老廃物や毒を排泄して、本来、私たちが持っている代謝力や消化力を高め、身体の機能を回復させることにあります。その目的をサポートする役割を担っているのが「酵素」です。

酵素は、食べたものを消化する段階からはじまり、消化や吸収、排泄にいたるまで、すべてのプロセスで関わってくる重要な物質です。

体内でつくられる酵素には、大きく分けて2つあります。
口・胃・腸など、消化管で食べ物を消化する「消化酵素」と、体内で新陳代謝・免疫力の向上・老廃物や毒の排泄・細胞の修復といったことに関わる「代謝酵素」です。

酵素研究の第一人者であるアメリカのエドワード・ハウエル博士が50年にも及ぶ酵素研究の書物『Enzyme Nutrition（酵素栄養学）』を発表したのが1985年のこと。まだ約30年しかたっていないこともあり、酵素についてはさまざまな研究が進んでいる途中の段階とも言えます。

「人間の体内には2～3万種類の酵素がある」「酵素の量には限りがある」「酵素がなくなると、人の生命活動が尽きる」といった、有象無象の説にあふれているのも事実。

ただひとつ言えるのは、**「消化や代謝に働く酵素をサポートするビタミン・ミネラルを補えば、消化・代謝の働きが高まり、健康で痩せやすい身体をつくれる」と**

いうこと。

それが、一切の栄養を断つのではなく、酵素発酵の働きによってビタミン・ミネラルなどの栄養素を低分子化した発酵ドリンクを飲みながらファスティングをおこなう理由です。

消化には負担をかけず、代謝や排泄に必要な栄養素は十分に確保する——田中式ファスティングは、栄養を一切断つのではなく、安心・安全・健康的にデトックスをおこない、痩せやすい身体づくりができる効率のいい方法なのです。

「酵素の働きを高める」２つのアプローチとは？

ファスティングが、太りにくく健康な身体づくりに効果が高いと言われるのは、「食事をしないことで痩せる」からではありません。

必要な栄養をしっかり吸収し、不要な老廃物などをきちんと排泄できる身体になるからなのです。

そのためには、**「消化→吸収→運搬→代謝→排泄」**といった、すべての身体のサイクルに関わる「酵素」が重要なキーワードになります。毎日体内の酵素が円滑に働くことで、私たちの身体は若々しくいることができるのです。

そのためには、2つのアプローチが考えられます。

ひとつは、**「酵素を不必要に浪費しない」**ということです。

タバコやお酒、食品添加物やストレスなどは、それを体外に出すために多くの酵素を使います。これらをできるだけ避けることで、酵素の浪費をセーブすることができます。

もうひとつは、**「腸内細菌を増やす」**ということです。

酵素の働きを高めるには、腸内細菌を増やすことがとても有効です。

そもそも酵素とは、DNAにある遺伝子情報によってたんぱく質を使ってつくられる「生きた栄養素」。たんぱく質と大きく違うのは、「活性の中心」と呼ばれる穴があり、その穴にビタミンやミネラルなどとともに物質が入ることで、生命活動に必要な物質をつくり出すことができる、まさに生きた栄養素なのです。

酵素は腸内細菌をはじめ、人間の体に住み着く常在菌や、酵母菌、麹菌にも多く存在し、これらがビタミンやアミノ酸、有機酸など人間の生命活動に必要な物質をつくり出し、健康を保つことができるのです。つまり人間は、菌とともに共存共栄していると言えます。

だからこそ、腸内細菌を増やすと人間の酵素が活性化し、健康的な生命活動をおこなえるのです。

腸内細菌を増やす具体的な方法については、ＰＡＲＴ２で述べたとおりです。

ライトなファスティングドリンクをつくる方法

田中式ファスティングでは、健康な身体づくりを計算した専用の発酵ドリンクを用いることで、ファスティングを安全におこなうことができます。

ところが、ときどき「発酵ドリンク以外の飲み物でファスティングをすることはできないのでしょうか」という質問をされることがあります。

そんな質問を受けたときの私の答えは、「できないわけではないけれど、あえておすすめはしません」というものです。


というのも、ファスティング専用に考えてつくられた発酵ドリンク以外のものは、つくられる材料やプロセスが不明です。

すると、「デトックス効果がどのくらいあるのか？」「必要な栄養が足りているか？」ということがわからないのです。

せっかくファスティングをしたのに、デトックス効果や脂肪燃焼効果が半減だったとしたら、もったいないと思いませんか？

そういう理由から、私は発酵ドリンク以外の飲み物をそれほどおすすめしてはいないのです。

ただし、食べすぎたときや飲みすぎたときなど、胃腸に負担をかけている自覚があり、「ちょっと内臓を休ませてあげようかな」というときは例外です。

半日〜1日のファスティングをおこなう場合、「水断食」「グリーンスムージー」「コールドプレスジュース（ジュースクレンズ）」といった方法で、食事の代わりにそれらを飲むことでライトなファスティングをおこなうこともできます。

専用の発酵ドリンクを用いる田中式ファスティングと同じ効果を得られるわけではありませんが、「お手軽に試せて便利」と実践している人も少なくありません。

5日間以上の水断食は筋肉・骨が弱ることもありますので、正しい知識を持った専門家のサポートを受けながらおこなうことをおすすめします。

また、生活習慣が乱れている方は、いきなりの水断食は、体が水断食中の低血糖状態に対応できないことがあり、頭痛・めまい・吐き気などが引き起こる可能性があります。あらかじめ、準備食期間を10日間ほど設定しておこなうと、このような症状を防ぐことができます。

不調が出た場合は無理せず中断して、きゅうりとリンゴのすり下ろしを混ぜた物を小さいコップ1杯程度（200㎖）ゆっくり食べて、少しずつ糖質を補って中断してください。

【水断食】

材　料：ミネラルウォーターや浄水器などを使った良質な水または温泉水、水素水など1日2ℓ以上。1日1個の梅干し（梅干しを沈めた水も可）

飲み方：1日数回に分け、2ℓ以上の水を食事代わりに飲む（1回あたり、お好み～350㎖程度）

【グリーンスムージー】

材　料：無農薬・オーガニック野菜や果物、ハーブなどを適量。ミネラルウォーターや浄水器などを使った良質な水または温泉水、水素水など（適量）

作り方：野菜類に水を加え、ミキサーでジュースにする。このとき、果物などの大きな種があれば必ず取り除く

飲み方：朝、昼、夕、夜（目安は7時、12時、16時、20時）に、大きめのコップ1杯程度（350㎖程度）飲む

【コールドプレスジュース】

材　料：無農薬・オーガニック野菜や果物、ハーブなどを適量。ミネラルウォーターや浄水器などを使った良質な水または温泉水、水素水など（適量）

作り方：野菜類に水を加え、低速ジューサーにかける。このとき、果物などの大きな種があれば必ず取り除く。できたジュースから、食物繊維を取り除いた液体だけを飲む

飲み方：朝、昼、夕、夜（目安は7時、12時、16時、20時）に、大きめのコップ1杯程度（350㎖程度）飲む

［グリーンスムージーとコールドプレスジュースの材料例］

・リンゴ1個＋大根1／8本＋レモン1／2個＋水100㎖
・リンゴ1個＋かぶ1個＋ゆず1／2個＋水100㎖
・リンゴ1／2個＋ほうれん草50g＋レモン1／2個＋水100㎖
・リンゴ1／2個＋セロリ50g＋しょうが5g＋水100㎖
・オレンジ1個＋ニンジン1／4本＋セロリ50g＋水100㎖
・オレンジ1個＋ニンジン1／2本＋水100㎖
・オレンジ1個＋トマト1／2個＋水100㎖
・キウイ1と1／2個＋セロリ50g＋水100㎖
・バナナ1本＋トマト1／2個＋水100㎖
・キャベツ50g＋グレープフルーツ1個＋水100㎖
・キャベツ50g＋リンゴ1／2個＋水100㎖

［グリーンスムージーとコールドプレスジュースの注意点］

・どちらも、つくり置きはNG。栄養成分が酸化するので、飲むときにその都度つくり、できるだけフレッシュな状態で飲むようにします。

・リンゴやブドウ、メロンやスイカ、ピーマンやカボチャといった、大きめの種がある野菜や果物の場合、それぞれの種を必ず取り除いてからつくるようにします。種に含まれる消化酵素阻害物質の働きにより、消化酵素の浪費になり、身体に負担をかけることにつながります。ただし、キウイやイチゴ、トマトやキュウリといった小さい種や未成熟な種は問題ありません。

・水の代わりにヨーグルトや牛乳を用いることはおすすめしていません。乳製品は、日本人の消化機能に適していないことがあるからです。

・果物や野菜を漬け込んでつくる自家製の発酵ドリンクを用いることもおすすめしていません。発酵が不十分な場合など、砂糖が低分子化されていない状態では、かえってファスティングの効果を阻害するケースもあるからです。

PART 5

健康＆ダイエットを手に入れるファスティングの始め方

まずは「1日ファスティング」から始めてみよう

「空腹で倒れたりしないだろうか」
「仕事に集中できないのではないだろうか」
「病気になったりしないだろうか」
「お腹が空いて眠れないのではないだろうか」

ファスティングをこれからはじめるという人にとっては、こうした不安や疑問があるのではないでしょうか。

じつは、冒頭の不安や疑問はすべて私自身がはじめてファスティングをする前に感じたことです。

これまで1日3食、または昼と夜の2食をしっかり食べてきた人にとっては、1食でも食事を抜くことに対して、不安や疑問を感じるのは自然なことなのです。

その証拠に、これまで私のもとでは、じつに5000人以上の人がファスティングをおこなってきましたが、多くの人たちも当初、同じような不安や疑問を抱えていました。私たちは「食べないこと」に対して、抵抗感があるものなのでしょう。

ところが、いざファスティングを実践してみると、あっという間に3日間が過ぎ、5日間が過ぎていきます。日を追うごとに身体がスッキリと軽く感じられるようになっていくのも気持ちがいいことです。

ファスティングをしながら飲む発酵ドリンクのおかげで空腹も感じることなく、頭も冴え渡ります。

何よりも、食べ物のことを考えたり食事をする時間を必要としないので、時間を有意義に使うことができるようになるのも嬉しいところです。たまっていた仕事や、なかなかできなかった部屋の掃除もはかどるという、小さな〝お得感〟も味わうことができます。

とはいえ、どれほどたくさんの効果やメリットを聞いてみたところで、いきなり

5日間のファスティングに挑戦するには「まだ自信が持てない……」という人もいるかもしれません。

何日も食べないことに抵抗がある人や自信が持てない人は、まずは「1日だけ」の「プチ・ファスティング」を試してみてはいかがでしょう。

【1日だけのプチ・ファスティング】本格的なファスティングは自信がない人におすすめ

まだまだ本格的なファスティングをするには自信がないという人におすすめです。実践するのは1日だけ、というお手軽さが人気です。

1 準備期間：1日
2 ファスティング期間：1日
3 回復食期間：1日

1日だけのプチ・ファスティングが終わったら、翌日は回復食として次のような食事を心がけましょう。

・**回復食1食目（朝）**：スムージーやサラダ、おかゆなど軽い食事
・**回復食2食目（昼）**：肉、魚を抜いた食事、そばなど
・**回復食3食目（夜）**：和食メニューを中心とした食事

ただし、朝食を食べる習慣がない人は、回復食の1食目を無理に食べる必要はありません。

その場合は、お昼に「朝のメニュー」を、夜に「お昼のメニュー」をそれぞれ食べる、という具合に1食ずつ後ろにずらすようにします。

2日目以降は、いつもと同じ食事に戻して構いません。

正しい方法でおこなうための4ステップ

ファスティングには、次の4つのステップがあります。

この4つのステップは、ファスティングの日数にかかわらず、変わることはありません。

1 準備期間

2 ファスティング期間

3 回復食期間

4 準回復食期間

各ステップの詳しい説明は、次のとおりです。

1 準備期間：効果を最大限に引き出すために身体を整える

ファスティング効果を最大限に引き出すためには、「糖を適度に減らす」「腸内環境をよくする」「カフェイン・小麦系を控える」が重要なポイントになります。

そのため、**「準備食」をとる準備期間は、過剰な糖質の摂取や腸内環境が乱れるような食事を控えることが大切です。**新陳代謝がよくなり、脂肪が燃えやすい環境をつくってあげるイメージです。

ファスティングの効果が出はじめるのは、実際にファスティング期間に入ってから2～3日目あたりからとなります。ですが、準備期間に準備食を食べすぎてしまうと、ファスティングの効果が現れるのも遅くなるので気をつけましょう。

準備食として積極的に食べたいのは、糠漬けや納豆、生きた麹菌でつくられた味噌といった「発酵食品」や大豆製品や海藻、野菜、芋類といった「食物繊維」です。

次に紹介する**「ま・ご・に・は・や・さ・し・い・わ」**も、身体が喜ぶ理想の食材です。ただし、「さ（魚）」「に（肉）」は動物性タンパク質なので、準備期間には控えましょう。

準備食期間・回復食期間、準回復食期間は体が喜ぶ理想の食材をとりましょう！

- **ま** 豆類、豆腐 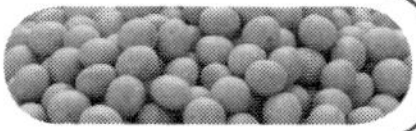
- **ご** ごま、ナッツ 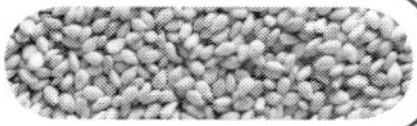
- **に** 肉（良質な赤身の肉類。ファスティング前後はとらない） 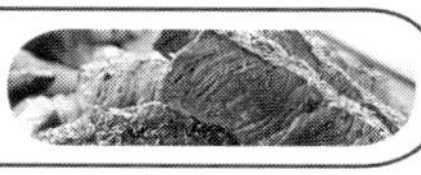
- **は** 発酵食品、漬物、酢の物 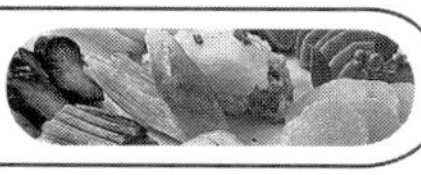
- **や** 野菜 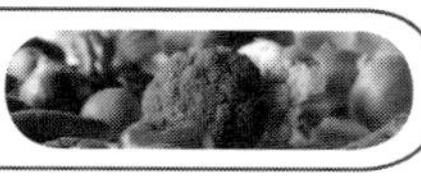
- **さ** 魚（小型の青背魚類。ファスティング前後はとらない） 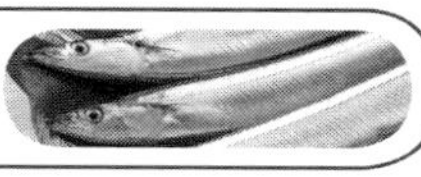
- **し** しいたけ、キノコ類 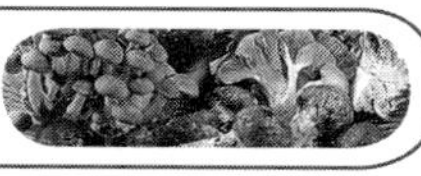
- **い** いも、穀物類（米、発芽玄米、雑穀） 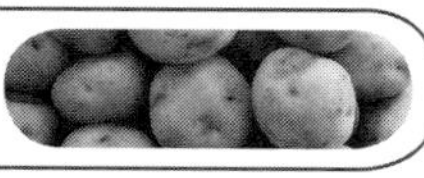
- **わ** わかめ、海藻（もずく、めかぶはオススメ） 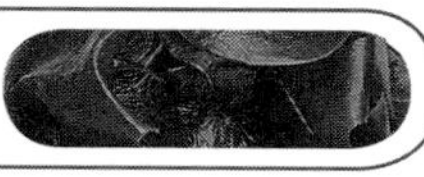

※和食にこだわらず、シンプルな味付けのイタリアンでもOK！
良質な調味料を使うとさらにグッド。

2 ファスティング期間：発酵ドリンクで栄養補給はしっかりと

ファスティング期間中は、栄養不足にならないように発酵ドリンクを飲むだけで、通常の生活スタイルとなんら変わったことをする必要はありません。ランニングなど息が上がるくらいの有酸素運動や、温かい湯船につかること、深呼吸などが、ファスティングの効果を高めてくれます。

ファスティング期間に入って2日目頃になると「ちょっとキツいかな」と感じる人もいますが、これはファスティングのスイッチが身体で「オン」に入ったサイン。その後は、次第に楽になるはずです。**ファスティングのスイッチが入り、身体が「省エネモード」になると、寒気や眠気を感じることもあります。**

その場合、身体を冷やさないようにエアコンや洋服で調整したり、睡眠時間を十分にとるなどしてゆっくり身体を休めましょう。

3 回復食期間：新しく生まれ変わった綺麗な身体をケアする

回復食期間はとても重要な時期です。「回復食」となる食事を意識してきちんととるようにします。

身体の不調やトラブルを生じさせないためにも、効果的な回復食を正しくとるようにしましょう。ファスティングをおこなったことで、胃腸はしっかりと休むことができ、生まれ変わっているため、とてもデリケートな状態になっているのです。

せっかくリセットされた綺麗な身体に、あえて「毒」を入れるのはもったいないことです。回復食期間には、添加物を多く含んだコンビニ弁当やファストフード、インスタント食品といった「身体を汚すもの」は食べることを控えましょう。

理想的なのは、胃の負担にならないものからはじめ、野菜に発芽玄米や雑穀米、果物や「まごわやさしいっす」を中心とした食事に戻していきましょう。

積極的にとりたいのは、善玉菌のエサになる「発酵食品」や「食物繊維」です。

さらに腸内環境が高まり、細胞レベルで健康な身体をつくっていくことになります。

4 準回復食期間：効果を持続させるため食べる物に気をつける

準回復食期間に意識したいポイントは2つあります。

「腸内環境を整える」と「血液を汚さない」ということです。

せっかくファスティングをして身体がリセットされても、回復食期と準回復食期で内臓に負担をかけるような食事をしてしまうと、これまでの努力が水の泡になってしまう可能性もあるからです。

回復食期と同じように、内臓にやさしいものから食べはじめ、少しずつ食事を戻していきましょう。

ファスティングを機会に、これまでの食生活を見直すのもおすすめです。

実践編「3日ファスティング」にチャレンジ！

ここでは、初心者でも気負わずにはじめることができる、3日間コースの田中式ファスティングのやり方をご紹介します。

ファスティング期間は3日間ですが、準備食期間や回復食期間などを含めると、合計で7日間という日数をかけて実践することになります。

まずは、ファスティングに必要な4つのアイテムを用意することからはじめましょう。

【田中式ファスティングに必要なアイテム】

・**良質な水**……水は、代謝やデトックスをスムーズにおこなうためには必要不可欠です。ミネラルウォーターや浄水器などを使った良質な水、または温泉水、水素水などを1日あたり2ℓ以上は飲むようにします。

・ファスティング専用のドリンク……食事をしなくても必要な栄養を補給することができるドリンクです。田中式ファスティングでは、乳酸菌やビタミン、ミネラルといった主要な栄養素のほか、マグネシウムやＭＳＭ、Ｌ-カルニチンといった栄養もプラスされている特製の「発酵ドリンク」を使用しています。

・ノンカフェインの飲み物……コーヒーや紅茶、緑茶といったカフェインを含む飲み物は、身体に負担がかかるため、ファスティング中には控えましょう。炭酸水も同様です。ルイボスティーなどのハーブティーはＯＫです。

・身体の状態を記録するもの……自分の身体のデータを数値化して管理するのは、モチベーションアップのためにも効果的。体重やウエストのサイズを計測し、推移をチェックしましょう（１８１－１８２ページ参照）。

必要なアイテムが揃ったところで、いよいよファスティングに挑戦してみましょう。

1 1日目「準備期間」

朝、昼、夕を通じて、「まごにはやさしいわ」（164ページ参照）を中心とし、カフェイン・小麦系を控え身体に負担を掛けない栄養バランスのいい食事で、ファスティングをするための準備に入っていきます。

肉、魚、小麦、乳製品、カフェイン、揚げ物などの油を使った料理、スイーツは控えるようにします。とくに、カフェイン、小麦、スイーツは、ファスティング開始1～2日目に頭痛が起こりやすくなるので注意。ただし、料理に使う砂糖やドレッシングに含まれる油など、それぞれ少量でしたら問題ありません。

タバコや飲酒はストップ、できればサプリメントも控えたほうがベターです。

2日目「準備期間」

朝は、「まごにはやさしいわ」を中心とした、栄養バランスのいいメニューを心がけます。スムージーを飲む場合は、牛乳や砂糖、ハチミツは控えましょう。朝食をとる習慣のない人は、無理に食べなくてもＯＫです。

昼は、とろろそばや発芽玄米などがおすすめです。サツマイモもいいでしょう。

夕食は、バナナ1本またはリンゴ1個、発芽玄米や雑穀米など、ご飯とみそ汁を「腹6分」を目安に食べます。夕食後に空腹を感じるなら、発酵ドリンク約50㎖を1：6以上＝（酵素：水）の水で薄め時間を掛けて小まめに飲んでもいいでしょう。

ファスティング前日は、午後6〜8時までに夕食を終えるのが理想です。夕食を軽くすることで、ファスティングの辛さがやわらぎ、断食時間も長くなるため、ファスティング効果がより一層高くなります。

2 3〜5日目「ファスティング期間（3日間）」

ファスティング期間の3日間は、基本的には水とファスティング専用の発酵ドリンク、ノンカフェインの飲み物だけで過ごします。

田中式ファスティングの場合、特製の発酵ドリンクを1：6以上＝（酵素：水）に薄め、1時間に3〜4口程を1日通して小まめに飲みます。

飲む量は、こちらを目安にしてください。

・男性：３００㎖〜４００㎖程度（1回60㎖〜80㎖）
・女性：２００㎖〜３００㎖程度（1回40㎖〜60㎖）

「発酵ドリンク：水」＝「１：６以上」程で薄めたり、フレッシュレモン１／２個分を混ぜたりすると飲みやすくなります。

オフィスや外出先など、発酵ドリンクを持ち歩いて飲む場合に気をつけたいのは、衛生面です。理想的なのは、発酵ドリンクの原液をその都度、飲む直前のタイミングに合わせて薄めて飲むようにすること。水に薄めたものを持ち歩くより、劣化していない状態で飲むことができます。

また、発酵ドリンクの原液は、なるべく涼しい場所で保管するようにします。30℃以上の温かいところに長い時間放置すると、発酵が進み、アルコール臭を感じる味に変わってしまうことがあります。

なお、ファスティング中の薬の服用に関しては、事前に医師と相談することをおすすめしています。

❸ 6日目「回復食期間」

朝は、ファスティングが終了して1食目の大切な食事。ここで何を食べるかによって、ファスティングの効果が大きく変わります。

とくに、リセットした身体を汚すような添加物の入った食べ物は控えること。身体にやさしい食事で、身体を整える〝仕上げ〟をしましょう。

具体的に朝食にとりたいものは、発酵ドリンクを30〜50㎖。

そのほかに「スッキリ大根」もおすすめです。

【スッキリ大根のレシピと食べ方】

材　料：大根1／3本、だし昆布、梅干し3個（たたき梅にする）、水2000㎖。リンゴ、キュウリ（リンゴとキュウリはなくてもOK）

作り方：短冊切りにした大根を、だし昆布を入れた2000㎖の水で柔らかくなるまで茹でる（約40分）。茹で汁はあとで1000㎖ほど使うので捨てずにとっておく

食べ方：

①コップ1杯のミネラルウォーター（300㎖・分量外）を温めてゆっくり飲む

②どんぶりにたたき梅1個分を入れ、お湯（300㎖・分量外）を注ぎ、梅湯をゆっくり飲み干す

③やわらかく茹でた大根を「よく噛んで」食べる。味噌（分量外）を添えてもOK。あればリンゴやキュウリもよく噛んで食べる

④大根の茹で汁（300㎖）に、たたき梅1個分を入れ「梅湯」にして飲む。さらに大根も食べる

⑤③〜④を合計約3回おこなう。40分〜1時間をかけてゆっくりと食べる

相当の水分量を摂取することになる「スッキリ大根」は、食べて1時間ほどで便意をもよおすケースが多いでしょう。大根の食物繊維が、腸にたまった汚れをかき出します。胃腸を水洗いするイメージでファスティングの仕上げをしましょう。60〜90分たっても便意がない場合は、お腹をマッサージしたり歩いたりしましょう。

昼は、サラダや、ニンジンやリンゴなどのスムージー、または大根やニンジンなどのすりおろし野菜を食べます。オフィスや外出先などでしたら、そばなどの軽いものにします。

ちなみにそばは、かけそばよりざるそばがおすすめです。なぜなら、ファスティングが終わり、味覚が敏感になっていることで、そばのつゆがいつもより濃く感じられ食が進まないことがあります。ざるそばであれば、つゆの濃さを自分で調節することが可能だからです。

いずれも、しっかり噛んで食べるようにしましょう。

夜は、スープやサラダといったメニューを中心に、食物繊維の豊富な野菜、海藻、糠漬けなどの発酵食品、果物などがいいでしょう。肉や魚、刺激物などは、胃腸に負担をかけすぎないためにも回復食1日目から数えて4日目以降がおすすめです。

ダイエットを目的としたファスティングの場合、お米などの炭水化物は、回復食1日目から数えて2日目以降がいいでしょう。

4 7日目「準回復食期間」

朝は、発酵ドリンクを30～50㎖、食物繊維たっぷりの野菜やフルーツといったものを食べます。まだ腸の働きが通常時よりもゆるやかなので、胃腸に負担をかけすぎないメニューを選びましょう。

昼食以降は、少しずついつもの食事に戻していきます。魚を除いた「まごわやさしいっすｊ」を中心とした、栄養バランスのいい食事で、身体を整えていきます。とくに漬け物などの発酵食品や食物繊維をとるようにしましょう。

回復食期間中に食べてはいけないもの

ファスティングの効果をより実感するなら、回復食期間中に何を食べるかが大切だ、という話をしました。

回復食期間中は、リセットしたての胃腸に必要以上の負担をかけない食べ物を食べることが、腸内環境を整え、より高いファスティング効果を発揮できます。

仮に、先ほどからすすめている「身体にやさしい食べ物」以外のものを食べたらどうなるのでしょうか。

じつは私自身、自分の体を実験台にし、さまざまな回復食を食べてきました。その中でも危険だったものをいくつかご紹介しておきます。個人差もありますが、たいへん危険な行為ですので、絶対に真似はしないでください。

NG回復食ケース❶「回復食期1日目のタイ料理」

3日間のファスティングの後、香辛料・唐辛子たっぷりの本格的なタイ料理を食べたところ、数時間後にのたうちまわるほどの胃痛・腹痛に見舞われました。

NG回復食ケース❷「回復食期1日目の豚骨ラーメン」

5日間のファスティングの後、脂がこってり入っている豚骨ラーメンを食べたところ、1日中「吐きたいけれど吐けない」という苦しさが続きました。内臓全体が油の膜に包まれたようなぬるぬるとした不快感がまとわりついて離れませんでした。

NG回復食ケース❸「回復食期1日目の焼き肉」

5日間のファスティングの後、焼き肉を食べたところ、胃がゴロゴロとなり、口の中に残るタレの甘さとともに不快感がずっと続きました。

NG回復食ケース❹「回復食期1日目の日本酒」

10日間のファスティングの後、日本酒をほんの一口含んだ瞬間、意識が飛びそうになりました。その後、3分ほど目が開けられないくらい、強いめまいに襲われました。

NG回復食ケース❺「回復食1日目のハンバーガーとポテトフライのセット」

3日間のファスティングの後、ハンバーガーとポテトフライのセットを食べたところ、思うように頭が働かなくなり、思考が停止してしまいました。「小麦×肉の脂×化学調味料×揚げ油」のゴールデンカルテットが、綺麗になったはずの血液を汚している感じも不快でした。

NG回復食ケース❻「回復食期1日目のポテトチップス塩味」

3日間のファスティングの後、ポテトチップス塩味を食べたところ、1日中気持ち悪く、吐き気がとまりませんでした。化学調味料の味が薬品のように感じられ、舌がしびるだけでなく、スナック菓子独特の匂いにもダメージを受けました。

NG回復食ケース❼「回復食期1日目のコンビニ弁当とカップラーメン」

3日間のファスティングの後、コンビニ弁当とカップラーメンを食べたところ、一口目で不快感によりギブアップ。食べる前から匂う薬品的な臭いと、口に入れた瞬間、ダイレクトに脳に届くような化学的な味が食欲をシャットダウンさせました。

このように、ファスティングの前後では食べ物に対しての意識が変わるものです。回復食期をへて、いつもの食事に戻していく中で、これまで無意識に食べていた「お腹を満たすだけのもの」ではなく、「身体が喜ぶ質の高いもの」を選んで食べることの大切さに気づくはずです。

ちなみに、いわゆる嗜好品のようなものに関して、ファスティング後にどのように復活させるかの目安は次のとおりです。

［ファスティング後の嗜好品などを復活させるタイミングの目安］

・**コーヒーや紅茶、緑茶**……回復食期2日目以降が望ましい。

・**アルコール類**……回復食期4日目以降が望ましい。ただし、いつもより酔いやすいので、飲む量には気をつける。

・**タバコ**……回復食期4日目以降が望ましい。ただし、喫煙は血液を汚すことに気づき、ファスティングをきっかけに禁煙する人も多い。

・**スイーツ系**……回復食から数えて4日目以降が望ましい。ただし、ダイエットが目的の場合、リバウンドのきっかけになることもあるので注意。

・**サプリメント**……良質な粉末やカプセルであれば、回復食期2日目以降が望ましい。錠剤は、固形物なので胃腸に負担をかけないためにも回復食から数えて3日目以降から様子を見ながら飲みはじめるようにする。

ファスティング日記【ファスティング期間】

記入例

日付	/（ ）	/（ ）	/（ ）	/（ ）	/（ ）	/（ ）
飲んだ酵素の量	200 ml	ml	ml	ml	ml	ml
飲んだ水の量	2 リットル	リットル	リットル	リットル	リットル	リットル
体重	52.5 kg	kg	kg	kg	kg	kg

ボディデータ

Before	測定日　　月　　日（　）				
身長	cm	体重	kg	体脂肪	%
ウエスト	cm	ヒップ	cm	二の腕	cm
太もも	cm	ふくらはぎ	cm		

After	測定日　　月　　日（　）				
身長	cm	体重	kg	体脂肪	%
ウエスト	cm	ヒップ	cm	二の腕	cm
太もも	cm	ふくらはぎ	cm		

PART 6

ファスティングで
こんな症状が出てきたら？

プチ不調はデトックスがしっかりできているサイン

ファスティング中に、体の不調を感じることがあるかもしれません。

とくに、ファスティングを開始して1～2日目になると、一時的に眠気や頭痛、吐き気や腰痛、冷えや脱力感、脱水症状といったプチ不調を感じることがあります。

これらの多くは、細胞が活性化したことにより、デトックスがしっかりおこなわれていることを示す反応です。

身体が変わりはじめているサインですので、症状が軽いものであれば、ファスティングを続けて、自己治癒能力を信じ、身体に溜まった毒素や老廃物をしっかり出していきましょう。

じつは、この反応は、普段の生活習慣やホルモンの状態によって差が出ます。

たとえば、**日常的にジャンクフードやコンビニフード、インスタント食品やスイ**

ーツといったものを食べている人、不規則な食生活をしている人、肝臓の調子が悪い人、普段から偏頭痛のある人などは、ファスティング1～2日目に頭痛、吐き気などの不調が見られる場合があります。

対処法としては、無理せず身体を休める、発酵ジュースをこまめに飲む、無添加のしそ梅干しを食べる、ミネラル豊富な天然塩を舐めることで治まります。それでも治まらない場合は無理せず中断してください。

予防策としては、準備食期間を1週間ほど長めにとり、体調を整えてからファスティング期間に入るようにすることで、症状が軽減できるとも言われています。

もっともおすすめの方法は、自己流で挑戦するよりも、事前にファスティングの専門家に相談したうえで、サポートを受けながら正しいやり方でファスティングを実践することでしょう。

ファスティング中に起こるプチ不調については、次に続く説明を参考に対処してください。

ファスティング中の眠気は「若返り」の合図

ファスティングを開始して1日目、または2日目に極度の眠気に襲われることがあります。

これは、**ファスティングにより身体が「省エネモード」に入ったサインです。**

体がエネルギー不足状態になると「グレリン」というホルモンが分泌されます。グレリンは空腹＝エネルギー不足状態になると胃から分泌され、まず脳に「食べなさい」と摂食指令を送ることで、何か食べたい気持ちになります。

それでも「食べない」で過ごすと、次に飢餓に備え余計なエネルギーを使わないよう体を休ませようとします。

この作用で、冬眠のような極度の眠気がやってきます。人によっては眠気もなく元気に過ごせますが、グレリンは同じように分泌されています。

体はいつもより血糖値が低い状態になりますので、同時に血糖値を上げるホルモンである「成長ホルモン」の分泌をバンバン高めます。

成長ホルモンは何を隠そう、最高の若返りホルモンなのです。成長ホルモンの作用で肌がプルプル、ツヤツヤに生まれ変わるのを実感できます。傷ついた細胞の修復も高めてくれますので、怪我や骨折、疲労、運動後の炎症などの回復も早くなります。

ですから、眠気があっても必要以上に不安に思わず、「体が若返っている」と前向きに考えましょう。

頭痛の原因は「甘いものの食べすぎ」であることも

ファスティング中に、頭痛が出る人もいます。

ここまでに説明した以外に頭痛の原因は「低血糖によるもの」と「鎮痛剤の常用によるもの」という2つがあります。

低血糖による頭痛は、日常的に甘いものを食べる習慣がある人に多く出ます。

通常、人の体には各種ホルモンを使って血糖値を安定させるシステムが備わっていますが、普段から甘い物をたくさん食べている人は、このシステムが疲労していることがあります。このような場合、ファスティングによる血糖値の低下で、血糖値調整システムがスムーズに働かなくなり血糖値をうまく調整できず、低血糖状態による頭痛という症状になって現れます。

ただ、頭痛の症状は1～2日で治まりますので、「甘いものの食べすぎを反省する時間」だととらえ、頑張って乗り切りましょう。


鎮痛剤の常用による頭痛は、ファスティングをはじめる4～5日前から、「タンパク質を制限した食事にする」「お酒を控える」「アミノ酸や水素サプリメントを飲む」といった準備をすることも頭痛の緩和に効果が期待できます。

もしも、**ファスティング中に頭痛の症状が出た場合、「無添加のしそ梅干しを1粒食べる」「ヒマラヤのブラックソルトなどミネラル豊富で還元力の高い塩を1日**

2～3gとる」といったことで、症状を軽減できたケースもあります。

それでも頭痛がひどいようでしたらファスティングを中断し、野菜や果物をすり下ろしたものやスムージーなどの回復食をとるようにして、様子をみましょう。

「足がつる」「ダルさがある」は、十分な塩分補給を

「足がつる」「力が入らない」「ダルい」「疲労感がある」という症状が現れることもあります。これらに共通するキーワードは「水」であり、「脱水症状」です。

体内の水分を保つには、ナトリウムやカリウムといったミネラルが必要です。日頃、尿で排出されますが、食事からこれらのミネラルを摂ることで、体内では安定して保つことができます。

しかしファスティング中は、食事からこられのミネラルを補うことができません。さらに、水を多く飲むことで尿がたくさん出て、ナトリウム、カリウムといった保水ミネラルを多く排出させてしまいます。

健康な人であれば、腎臓から分泌される「アルドステロン」というホルモンの働きによって、尿から保水ミネラルが余計に排出されるのを防ぐことができます。

しかし、腎臓が不調で、アルドステロンの働きが悪い人は、保水ミネラルの排出を防ぐことができず、先ほどの症状につながります。

もしも、こうした症状がある場合は、頭痛対策と同じように、「無添加の梅干しを1粒食べる」「ヒマラヤのブラックソルトなどミネラル豊富で還元力のある塩を1日2~3gとる」といったことで、水分同様に不足しがちなミネラルやカリウムを補い、症状が緩和されます。

めまい、貧血、動悸には「ハーブティー」

ファスティング中に、めまいや貧血、動悸などの症状がある場合、それは必ずしも「空腹」だけが原因ではありません。

たとえば、ファスティングにより、体内の塩分濃度が低くなっていると、めまいや貧血、動悸が起こることがあります。このような場合は、梅干しや塩で塩分を補給することで対処できます。

しかし、これらの症状の原因が、腎臓の不調による場合もあります。

貧血に関しては、腎臓から赤血球を作る指令を出す「エリスロポイエチン」が分泌され、貧血を防いでくれますが、腎臓が不調ではこのホルモンの働きが低下し、貧血が出ることがあるのです。

腎臓と心臓は「心腎連関」といって密接に関わっており、腎臓が不調になると心臓へも影響が出て、動悸が引き起こります。発酵ドリンクに含まれるL－カルニチンは心筋の働きをサポートする栄養素でもあるので、動悸を感じた場合は発酵ドリンクを50㎖ほど多めに飲んでください。

腎臓を健康に保つ面でも、日常生活で腎臓に負担がかかるような食生活を控える必要があるでしょう。特に1日の水の摂取量が少なかったり、スイーツ・砂糖の摂りすぎは血液の状態を悪くします。

そして、腎臓に負担が掛かり心臓の働きにも影響ができます。トイレに行く回数が少ない場合、こまめに水を飲むほかに、ルイボスティーなど利尿作用の高いハーブティーを飲んで、尿の量を増やし血中の水分循環を高めるという方法もあります。

ファスティング中の冷えには「深呼吸」をする

ファスティングをはじめて1~2日目頃になると、寒さや冷えを感じることがあるかもしれません。

これは、ファスティング中は、最低限の栄養だけで過ごすことになるため、身体が省エネモード入り、基礎代謝が落ちるからだと考えられています。

体温の調整や代謝に関わるホルモンである「甲状腺ホルモン」の分泌が抑えられることも、身体が寒さや冷えを感じる理由のひとつでもあります。

寒さや冷えを感じたときは、身体をあたためることを心がけましょう。

「お腹と背中にカイロを貼る」「温かい白湯を飲む」「身体を動かす」というのが、

身体をあたためるスタンダードな方法。

少し意外なところでは、「深呼吸する」というのもアリ。呼吸を深くすることで心身がリラックスし、自律神経のバランスが整うことでホルモンバランスも整い、体温も上がってきます。

「宿便がどっさり出る！」の本当のところ

ファスティングを開始して早い人で5日前後、遅い人でも10日〜14日前後の頃に「宿便」が出ます。

宿便にまつわる話には、さまざまなものがあります。

「長い間、身体にたまった便が、腸にびっしりこびりついたもの」「ファスティングをすると、真っ黒いタール状の便がどっさり出る」「宿便は2〜3kgあるので、これが出るとスッキリ痩せる」といった意見を聞いたことはないでしょうか。

じつは厳密にいえば、宿便は「便」とは異なるものです。腸にこびりついた便ではなく、胆嚢《たんのう》から分泌される「胆汁」という黒い色をした分泌物のことなのです。

たしかに、内視鏡や大腸カメラなどの映像を見ればわかるように、腸の中はつねに水分や粘液で潤っています。この状態で、便がこびりつくようなことはありません。体内のコレステロールを原料にしてつくられる分泌物がドロドロとヘドロのような便に見えるだけのこと。

「黒くヘドロのような臭いのキツい便が出る」とも言われる宿便の正体は、おおむね胆汁なのです。

胆汁には、食べ物の中の脂肪や油を消化しやすくしたり、血中の毒素や不要物をデトックスしたりする働きがあります。胆汁は腸の入口で分泌され、分泌されたうちの9割は大腸の手間で再度、回収されます。これを「腸肝循環」と言い、残りの1割が食事中の食物繊維などとともに便として排泄されます。

ファスティング中は、食事で脂肪や油を摂取しないため、胆汁の分泌が緩やかになっています。したがって、胆汁を貯蔵するタンクである胆嚢にパンパンにたまり胆汁があふれ出し、いわゆる宿便として便とともに排泄されるのです。

宿便が出ると血液が綺麗になるので、実際に身体がスッキリするだけでなく、精神的にもとても爽快な気分になります。

ただし、体調によってはなかなか出ないこともありますので、お腹からの〝お便り〟を焦らずに待ちましょう。

体重が落ちない人に共通するこんな誤ち

「ファスティングをしたのに、なぜか体重が思ったほど落ちていない」という声を聞くことがあります。

ファスティングをしても痩せない場合、その理由はいくつか考えられます。

たとえば、私たちの身体をサビつかせる犯人「活性酸素」が原因となる場合です。活性酸素が発生すると、脂肪が燃えるスピードは遅くなります。

つまり、「痩せにくい身体」になってしまっているのです。

活性酸素が発生しやすくなるのは、日常的な食生活にその原因があるとされています。お菓子、清涼飲料水、マーガリン、タバコといった「活性酸素を発生させやすくするもの」をとりすぎていることも要因のひとつ。

反対に、海藻やニンジンや赤ピーマン、ブロッコリーやトマトといったカラフルな野菜などの「活性酸素の発生を抑える働きがあるもの」が不足していることも要因となります。

ほかには、普段からチョコやスイーツなど糖質を多く摂る習慣があると、脂肪を分解するホルモンである「ホルモン感受性リパーゼ（ＨＳＬ）」の働きが低下していることもあります。

これらのことは、ファスティング期間中だけでなく、日常的な食生活全体を見直すことで改善していくことができます。

また、長期に渡ってやり方を間違えた「糖質制限ダイエット」や「炭水化物抜きダイエット」をおこなっていた人も、ファスティングで体重の変化がないケースが見られます。

これは間違った糖質制限によって体は省エネ状態のスイッチが入りっぱなしになり、代謝に関わる甲状腺ホルモンが抑えられた体になっていることが考えられます。

女性の場合、「生理」が関係していることもあります。

一般的に、「生理前にダイエットをしても成功しにくい」と言われています。

これは、女性ホルモンが影響しているためと考えられています。生理前と生理後の1・5～2kgほどの体重変動は当たり前に起こることなので、あまり神経質になりすぎず、大らかな気持ちでダイエットに臨むことをおすすめします。

体重は落ちなくても、細胞の中ではファスティングによる細胞浄化・デトックス作用は働いています。

「体重が減っていることを、きちんと実感したい」「みるみる痩せて、ダイエットへのモチベーションを上げたい」という人は、生理後にファスティングをおこなうほうが、効果を実感しやすくなるでしょう。

「生理周期の乱れ」は一時的なことが多い

「ファスティングをしたことにより生理の周期が乱れた」というケースもあります。生理の周期が乱れる理由はいろいろ考えられますが、もしもファスティングがその原因である場合、「レプチン」というホルモンの働きが考えられます。

レプチンは脂肪細胞や一部卵胞からも分泌されるホルモンで、食欲を抑制する働きがあり「痩せホルモン」とも呼ばれています。女性においては排卵にも関わっています。

ファスティング中は、脂肪燃焼が促進されることでレプチンの分泌が高まることが知られています。レプチンの分泌が高まることで、性ホルモンに変化が起き、通常より生理が早く来たり、遅くなったりすることがあります。

ただし、このような生理の周期の乱れは、一時的なものなので安心してください。

ちなみに、自分が「痩せすぎている」という自覚がある人は、ファスティング期間を3〜5日程度を目安にして、ファスティング専用ドリンクを通常より約1・4〜1・5倍ほど多めに飲むようにしてください。

そうすることで、脂肪燃焼を抑えることができるので、ホルモンのバランスは乱れにくくなり、生理の周期も安定するようになるはずです。

そのほかにも、準備食や回復食として、魚に多く含まれる「DHA」という栄養素をサプリメントなどでとることで、レプチンの働きを整えることができると言われています。

ちなみに、女性にとってレプチンはとても重要なホルモンです。しかし、現代人の多くにレプチンの働きが悪くなる「レプチンの抵抗性」が引き起こっています。

レプチンの抵抗性が引き起こる原因として、マウスの実験により、炭酸飲料や清涼飲料、エナジードリンクなどに多く含まれるHFCSや異性化糖と呼ばれるシロップ（果糖ブドウ液糖、ブドウ糖果糖液糖）や、人工甘味料、グルタミン酸ナトリウム、トランス脂肪酸が指摘されています。

レプチンは前述したように、食欲を抑える「痩せホルモン」です。

フロリダ大学のアレクサンドラ・シャピロ氏はラットに、摂取エネルギーの60％相当の果糖を6カ月間大量投与したところ、体重増加に先立って、レプチン抵抗性が生じました。そして、このレプチンの抵抗性により、高脂肪食による体重増加が加速したと報告しています。

米コロラド大学のリチャード・ジョンソン博士の研究でも、精製された砂糖や果糖の過剰な摂りすぎはレプチンの抵抗性を生じさせ、脂肪の燃焼をブロックすると述べています。

レプチンは生殖機能においても重要な役割があります。原因不明の不妊の女性において、レプチンの濃度が高い傾向にあり、抵抗性を生じることが不妊の原因になっている可能性があるとされています。

トルコの研究グループのマウスの実験でも、レプチンが欠損しているマウスは不妊になることから、レプチンが排卵をおこさせることに深く関わっているのが確かめられています。

人でもレプチンの働きが乱れることで、生殖機能・卵巣機能にマイナスの影響を及ぼし、卵が育ちにくくなるとされています。

市立秋田総合病院産婦人科　福田淳医師らの研究によると、レプチン欠損マウスは不妊になることがわかっています。一方、レプチン投与によって妊娠可能になりました。人間においても、「レプチンの変動が排卵に影響を及ぼす」と報告しています。

現代の食生活では、異性化糖（果糖ブドウ液糖、ブドウ糖果糖液糖）、グルタミン酸ナトリウム、トランス脂肪酸、添加物が含まれる食べ物が多く、過剰に摂りすぎ、レプチンの抵抗性や働きが鈍くなっている人は少なくないと考えられますので、食生活を見直すことが必要となります。

リチャード・ジョンソン博士は、レプチンの抵抗性を解決するにはファスティングをおこないながらの運動が効果的と述べているように、食事の見直し・運動・定期的なファスティングで、レプチンの働きを整えることが大切です。

PART 7

ファスティングの不安を一発解消する一問一答

Q ファスティングは誰でもできますか？

A 基本的に、子ども、妊婦、療養中の人以外は誰でもできます

基本的には、身体が未発達な中学生以下の子どもや妊娠している人、体調を崩している人などでなければ、本人の意志があれば大丈夫です。

高齢の方でも、重い病気がなく健康であれば大丈夫です。私のところでも、**88歳の米寿を迎え「さらに健康になりたい」ということでファスティングをおこなったお客様もいます。**

妊娠期間や授乳中は、赤ちゃんのためにしっかりと食事、栄養を摂ってください。ファスティングをおこなうのは、授乳期が終わってからにしましょう。断乳をはじめる時期になれば問題ありません。

体調を崩している人や、以下に該当する人は、ファスティングによって症状が悪化するケースがあります。必ず、事前にファスティングについての知識を持つ医師に相談する必要があります。

［ファスティングをする前に医師への相談が必要なケース］

・活動性肝炎、肝硬変、胃潰瘍、十二指腸潰瘍の人
・精神病、狭心症、心室性不整脈、そのほか現在、臓器障害を起こしている人
・過去に心血管疾患、脳血管疾患を起こした人、1型糖尿病の人
・ステロイド投与中の人、そのほか投薬を中断すると生命の危険がある人
・腎臓、尿管に結石をお持ちの人

Q お腹は空かないですか？

A 「空腹感ゼロ」の人もいます

ファスティングに関して、おそらく気にしている人がもっとも多い質問でしょう。ですが、安心してください。食事をしなくても空腹感はほとんどありません。生活の中で「空腹感」と「食欲」を同じにとらえますが、実際にはまったく異なるものです。

そもそも「空腹感」とは、胃腸に食べ物がなくて起こるのではなく、脳にエネルギーが不足している状態のことを言います。「食欲」とは「食べたい」と思うことであり、空腹感はなくても食欲があったり、反対に空腹感があっても食欲がない場合もあります。このように空腹感と食欲はまったく別の感覚となります。

ファスティング中は、専用のドリンクで身体に必要な最低限の栄養をとります。もちろん、その中には、脳のエネルギーになる糖質も含まれています。したがって、食べ物を食べなくても、空腹感を抑えることができるのです。

人によっては、「まったく空腹を感じない」ということもあります。

ファスティング2〜3日目あたりから、糖に代わる脳のエネルギーになる「ケトン体」が通常の20倍〜100倍近く産生されます。そして脳に十分なエネルギーが送られ、空腹を感じなくなるからです。

ケトン体は脂肪を燃焼させることで産生されますので、ケトン体が20倍〜100倍近く産生されているということは、脂肪が20倍〜100倍近く燃えているということになります。

つまり、専用ドリンクとケトン体という2段階の方法で空腹を感じにくくするので安心です。

Q ホントに辛くないですか？

A 辛いどころか、想像以上に楽にできます

「思っていた以上に楽だった」「お腹が空かなくてビックリした」「あっと言う間に終わった」「中途半端に食事制限をするより、ファスティングをしたほうが、ストレスがたまらない」「食べないことで、これほど体が楽になるとは！」——これらは、すべて私のところでファスティングを体験した人たちの実際の感想です。

ファスティングは「辛くない」というより、「楽にできる」ものなのです。

とくに、私が提唱している田中式ファスティングは、必要な栄養がしっかり含まれている特製の発酵ドリンクを飲んでおこなうため、脳にエネルギーが補給され、空腹を感じることがほとんどありません。だからこそ、余計にファスティングが楽に感じられるようになります。

しかも、準備期間をきちんと設定することで、ファスティングを開始するまでゆるやかに身体を準備していくことができます。

ファスティングをはじめてみるまでは不安や疑問を感じていた人も、スムーズに実践していくことができるのもこのためです。

ちなみに、「食べることが趣味」という人は、ファスティングをおこなうことに対して、誰よりも不安に思うかもしれません。

ところが、いざ実践してみると、ファスティングをしたことにより、食べることのありがたみが増すだけでなく、味覚が敏感になるために毎日の食事が格段に美味しく感じられるようになるというメリットもあります。

その結果、「食べる」という趣味がさらに充実したものになり、毎日がより楽しくなることは確実です。

Q タバコ、お酒、サプリメント、薬はダメですか？

A タバコとお酒はNG。サプリと薬は△

「タバコ」は、基本的にNGです。ファスティングには、身体全体だけでなく血液まで綺麗にする意味もあるので、ファスティング中のタバコはできる限り控えましょう。

「お酒」は、厳禁です。

ファスティング中は、解毒や身体のエネルギーを生み出す肝臓の負担が、通常よりも大きくなります。したがって、肝臓への負担に追い打ちをかける飲酒は、危険が伴う行為になるからです。

もしも、飲酒を再開するのであれば、ファスティング終了後、4日以上過ぎてからにしましょう。様子を見ながら少しずつ飲むようにします。

「サプリメント」は、田中式ファスティングではアミノ酸の顆粒のサプリメントを摂りながらおこないますが、固形のものは胃の不快感の原因となります。基本的に、ファスティング中は飲まないほうがいいでしょう。

そもそもファスティングとは、栄養を欠乏させて細胞にストレスをかけ、生き延びようとする機能が高まることで、さまざまな健康効果をもたらされるもの。ですから、できる限り、サプリメントは飲まないほうが望ましいのです。

「薬」は急に中断すると危険なものもありますので、医師と相談のうえで判断してください。

Q ダイエット効果はありますか？体重はどのくらい減りますか？

A 男性で3～5kg、女性で2～3・5kgの体重ダウンが期待できます

ファスティングの目的は体重を落とすことだけでなく、「本来の健康な身体を取り戻そう」というもの。ですが、もちろんダイエット効果も見込めます。ファスティングをすることで、体内にたまっていた脂肪が減っていくからです。

脂肪の減量には個人差がありますが、経験上、3～5日のファスティングをした場合、**男性なら約3～5kg、女性で約2～3・5kg**、マイナスになっている印象です。5～7キロの減量に成功した人たちもいます。

Q ファスティング後にリバウンドはしない？

A 回復食期に糖質をとりすぎないことがリバウンドを防ぐポイント

回復食期の1～3日間に、ご飯などの炭水化物や甘いものといった「糖質」をとりすぎないこと。そこに気をつければ、リバウンドを防ぐことはできます。

ファスティングの後、**急に糖質を摂取すると、一気に血糖値が高まり、インスリンが分泌され、身体は慌てて脂肪をつくり出そうとしてしまいます。それがリバウンドの原因になります。**

ファスティングで減った分、身体が脂肪を取り戻そうと働くのを抑えるためにも、糖質の過剰摂取には注意しましょう。

ちなみに、ファスティングの後に0・5～1kg程度、体重が増えることがありますが、これは、筋肉や肝臓という「栄養貯蔵タンク」に栄養が補給されて、一時的に増えるだけであり、自然なことなので、それほど気にしなくても大丈夫です。

リバウンドを防ぐコツは、回復食1日目の食事の量を抑えること。そして、糖質をとりすぎないこと。この2点を意識すれば、リバウンドの心配を軽減できます。

Q ファスティング期間中にエクササイズをすると効果はアップする？

A ヨガやウォーキングは、脂肪を燃えやすくします

ファスティングの目的がダイエットの人の場合、ファスティング中にエクササイズや筋トレなどをすると、さらに効果が上がるように思えるかもしれません。

ところが、ファスティング中には、「やってもいい運動」と「強度を抑えたほうがいい運動」があります。

たとえば、**ヨガなどストレッチ系の運動やウォーキング、サイクリングや体幹トレーニングといった軽めの運動や有酸素運動はＯＫ。ファスティング中の脂肪燃焼効果が高まります。**

反対に、激しすぎるエクササイズやハードな筋トレは、重量も回数も普段の７割程度に抑えます。ファスティング中は、体内に糖質が少なくなっているため、激しい運動や重い物を持ち上げるための爆発的なエネルギーをつくり出す機能が低下しています。そのため、普段と同じ強度のトレーニングはおこなえませんので、激しい運動、ハードな筋トレは控えてください。

いずれにしても、辛さを感じたりフラフラしたりするようなら、運動はストップ。ファスティング専用のドリンクを飲んで栄養補給をしつつ、身体をしっかり休めましょう。

Q ファスティング期間中、食べ物を食べてしまったら？

A 諦めずに次回のファスティングにつなげましょう

ファスティングに「失敗」はありません。我慢できず、途中で食べ物を食べてしまった場合でも、半日や1日でも「ファスティングができた自分」をほめてあげましょう。

大切なのは、諦めてそこで終わらせるのではなく、次回のファスティングにつなげることです。2回、3回、4回とチャレンジを重ねることで、いつか必ず目標の日数のファスティングをおこなえるようになるはずです。

ちなみに、**食べてしまったものの量や内容によりますが、ファスティング期間に入って1日目であれば、仮に途中で食事をしてしまってもとくに危険はありません。**

ただし、ファスティング期間に入って2日目以降に食事をしてしまった場合は、注意が必要です。辛くて刺激が強いもの、硬いもの、油のこってりしたもの、焼いた肉や魚といったものを、空腹の状態で食べると、胃腸がダメージを受けることもあります。

もしも、ファスティング期間に入って2日目以降に我慢ができず、何かを食べようと思うのであれば、なるべく回復食に近いものを食べるようにします。

Q 過去に挫折した経験があります。今度は大丈夫でしょうか？

A ファスティングの専門家に相談して再チャレンジを

過去に、チャレンジしてはみたものの「納得がいかない結果に終わった」「体調不良になった」「体重が落ちなかった」という人もまれにいらっしゃいます。

そうした場合でも、あらためてファスティング専門家に相談することで、しっかりと結果を出すことが可能です。経験と実績が豊富なファスティング専門家は、適切なカウンセリングと細やかなサポートをしてくれるはずです。

また、過去の挫折には、必ず原因があります。その原因を明らかにし、納得したうえでファスティングに再チャレンジすれば、前回とは違った結果を出すことができるでしょう。

たとえば、よくある原因として、ファスティング専用のドリンクを用いなかった、というものがあります。**同じ「酵素ドリンク」と名前がついているものでも、内容はそれぞれ異なり、結果に大きな差が出ます。**

田中式ファスティングで使用している発酵ドリンクのような、細胞学や栄養学の面から必要な栄養素を含んでいるファスティングに適したドリンクを選ぶこと。

それも、ファスティングを成功させるための大きな要素になります。

Q ファスティング中に、お風呂やサウナは入れますか？

A 岩盤浴や温泉もOK。ただし、立ちくらみには注意

ファスティング中の入浴やサウナ、半身浴や岩盤浴、温泉に浸かることなどもOKです。ただし、湯船から急に立ち上がると、立ちくらみを起こすことがあるので、気をつけてください。

また、いつもはシャワー派の人が慣れない湯船に長時間浸かるなど、慣れない入浴法をすると気分が悪くなることがあります。くれぐれも、無理のない範囲でバスタイムを楽しみましょう。

個人的には、ヒマラヤのマグマソルトやエプソムソルトといったものを入れて、半身浴をしています。身体から大量の汗を出すことで、デトックス効果をよりいっそう高めるのが狙いです。市販の入浴剤ではなく天然のものを選ぶ理由は、香料、

合成成分などが入っていないからです。

また、**入浴前や入浴後は、天日干しの天然塩やミネラルが豊富な岩塩をひとつまみ（1g）なめましょう。大量の汗とともに体内のミネラル分も身体の外へ出てしまうので、補給する必要があります。**その場合も、ヒマラヤのブラックソルトは多様なミネラルが豊富に含まれているのでおすすめです。

Q 生理中にファスティングをしても大丈夫ですか？

A 「生理が終わって3日目から」がおすすめです

生理中であってもファスティングはおこなえます。

ただし、**ファスティングの目的がダイエットの場合、生理が終わって3日目くらいからファスティングをはじめたほうが、「ホルモンバランスも安定し、体重が落**

ちやすい」という意見が多いようです。

生理の周期ではなく、月の満ち欠けのサイクルによりデトックスをスタートする日を決める人もいます。新月や満月の日をファスティング1日目とすることで、デトックス効果が高まるという考え方もあるようです。

女性は、生理周期に伴い変化する体重を気にする人も多いでしょう。

では、閑話休題。体重計の小話をどうぞ。

今の体重計は昔に比べかなり進化し、体脂肪や筋肉量・基礎代謝・体年齢など測定できるものもありますが、あまり数値にとらわれないことも大切です。

理由は、測定方式が「微弱電流を通すことによる測定方式」だからです。体内の水分量が違えば電流の流れが大きく変わり、数値も違ってきます。

試しに、お風呂に入る前と後で測定すると大きく誤差が出ます。メーカーによっても大きく数値が変わってきます。

つまり、正確には測れないということですので、神経質になって数値にとらわれるよりも見た目で判断する程度にとどめておくほうが気持ちもラクになります。

参考文献

『ファスティングマイスター学院テキスト』（分子整合医学美容食育協会・著）
『きいてんのか？』（文化検定徳育総合研究所・著／福助出版）
『脳がよみがえる断食力』（山田豊文・著／青春出版社）
『細胞から元気になる食事』（山田豊文・著／新潮社）
『細胞が自分を食べる オートファジーの謎』（水島昇・著／ＰＨＰ研究所）
『ミトコンドリアのちから』（瀬名秀明、太田成男・著／新潮社）
『なんでもホルモン』（伊藤裕・著／朝日新聞出版）
『腸をダメにする習慣、鍛える習慣』（藤田紘一郎・著／ワニブックス）
『体温免疫力』（安保徹・著／ナツメ社）
『鶴見酵素栄養学テキスト』（鶴見隆史・著）
『断食でがんは治る』（鶴見隆史・著／双葉社）
『超善玉ホルモン「アディポネクチン」で健康長寿になる』（白澤卓二・著／ＳＢクリエイティブ）
『できる男は超小食』（船瀬俊介・著／主婦の友社）
『長寿遺伝子を鍛える』（坪田一男・著／新潮社）
『「石原式健康法」を、世界一わかりやすく解説する本』（石原結實・著／ぜんにちパブリッシング）

おわりに

「ファスティングに挑戦してみよう」というお客様に、私が必ず伝えていることがあります。

それは、「ファスティングをおこなうと運気が上がる」ということです。

私自身のファスティングをはじめて運気が上がった経験について、ご縁があって本書を手にとっていただいたみなさまにお伝えして、終わりの言葉とさせていただきます。

「運」というものには、形があるそうです。丸や三角や四角といった「形」です。

それでは、運の形とはどのような形だと思いますか？

——じつは、この質問はいろいろな人にしています。返ってくる多くの答えは、「丸や円」「月の形」といった方が多いです。

過去、私自身ある方に「運の形を知っている?」と問われ、答えを聞いたとき「ああ、そうか」と、とても感動し、納得したのを覚えています。

運の形とは、「人間」の形なのだそうです。

つまり、運や縁やチャンスの多くは、「人」が運んでくれるということです。運や縁やチャンスがほしければ、人を大切にすることで人が運んで来てくれる。そして、ゆくゆくはそれが大きな幸せにつながるということなのです。

人を大切にするには、まず自分を大切にすることです。自分自身を大切にするというのは、心身ともに健康に過ごすということです。
自分自身を大切にできない人には、運はなかなか巡ってきません。自分自身を心から大切にできてはじめて、人を心から大切にすることができるのではないでしょうか。

すると、自然と人との縁を大切にするようになり、やがてそれが自分の幸せとなって返って来ることになります。

「人に尽くせば自分に幸せが返ってくる」という法則です。

漢字の「運（うん）」と「運（はこ）ぶ」が同じ字なのは、こうした意味が含まれているのかもしれません。


では、自分を大切にするには、どうしたらいいでしょう。

たとえば、毎日の食生活が乱れていて健康とは言い切れない状態では、なにごとに対しても前向きな気持ちを持つことができなくて当然です。それでは、自分を大切にするどころか、自分自身を好きになることもできないでしょう。


「健康であることの喜びと幸せ、感謝を」

まずは、食生活を見直し、心身の健康に気づかうこと——それこそが、自分を大切にする「はじめの一歩」なのではないでしょうか。

私自身、もっと自分を大切にしようと思って健康に気づかうようになり、たった1回のファスティングをおこなったことで人生が一変しました。

その経験で得られた「ファスティングの感動」を伝えたいという思いから、それまで経営していた会社を売却し、新しいスタートを決意しました。そして、ファスティングという「食べない健康法」と、食育という「食べる健康法」を伝えていく決心をしたのです。

ところが、新しく会社を立ち上げたものの、はじめはその気持ちが思ったように広がらず、とても大変でした。

ですが、その後も諦めず、数少ないお客様とのご縁をひとつひとつ大切にすることで、少しの出会いが多くのご縁に繋がり少しずつ、田中式ファスティングの評判が広がっていったのです。

自分を大切にしたくてはじめたことがきっかけで、お客様のことを大事に思うようになり、やがて多くのお客様から素晴らしいご縁をたくさんいただいて、こうして本が出版できることになったことを思うと、まさに、運や縁やチャンスを「人」が運んでくれたのだな、と実感しています。

私は２０１５年3月に、平安時代の高僧である空海（弘法大師）ゆかりのお寺を巡礼する旅（お遍路）をしました。といっても、ただ歩くだけではありません。12日間ファスティングをおこないながら、15キロのリュックを背負い、毎日40キロほどを歩くという、四国八十八箇所巡礼に挑戦したのです。12日間ですので、すべてのお寺を巡礼できていませんが、ゆくゆくは残りのお寺すべてファスティングをおこないながら巡礼したいと思っています。それほど感動の多い旅でした。

そのとき最終日前日に出会ったお遍路さんにいただいた、素敵な錦の「納め札」の裏に書かれていた7つの言葉を、みなさまとシェアさせていただこうと思います。

これは「無財七施の修行」といって、今すぐはじめることができ、お金がなくても誰でも毎日実行可能な、仏さまのおこないです。

一、和顔施《わがんせ》　笑顔は最良の贈りものである
一、和言施《わごんせ》　おだやかな言葉を使いましょう
一、慈眼施《じげんせ》　思いやりのあるまなざしを心がけましょう
一、床座施《しょうざせ》　場所、座席をゆずり合いましょう
一、房施《ぼうせ》　一輪の花を生けるなど、住居を清潔にして人を迎えましょう
一、力施《りきせ》　人に力を貸してあげましょう
一、心施《しんせ》　人の喜びを共に喜ぶ心を持ちましょう

いかがでしょうか。この気持ちを大切にすることで、心身ともに美しく浄化され、運気も上がるはずです。

ご縁があって本書を手にとっていただいたあなたが、ファスティングを通して食生活が向上し、いつまでも健康で美しく、幸せな人生を過ごすことができるよう、心からお祈り申し上げます。

最後に、稲垣さん、岩谷さん、一般社団法人分子整合医学美容食育協会　中武学長、皆さまがいなければこの本は誕生しませんでした。心より感謝いたします。

田中式ファスティングの土台をつくってくださった山田豊文所長がいなければ、このメソッドはできませんでした。本当にありがとうございます。

そして、田中式ファスティングを信じ、体験してくださったお客様一人ひとりのおかげで出版できるまで成長しました。心より感謝申し上げます。

いつも親のように親身になってくれる阿部先生、ひとみ社長、そばで支えてくれる妻、娘、ファスティングマイスター仲間、友人、そして何より、この本を手に取ってくださった皆さまに心より感謝を捧げます。


本書に関わってくださった皆さまに、心より感謝申し上げます。本当にありがとうございます。

田中裕規

〈著者紹介〉
田中裕規（たなか・ゆうき）
プロフェッショナルファスティングマイスター（1級断食指導者）
つくる株式会社 代表取締役
ファスティング＆ボディメイクスタジオ「TUKURU」代表トレーナー
ナチュラルラボ株式会社 代表取締役
一般社団法人 分子整合医学美容食育協会 理事・上級講師・東京中央支部支部長
NPO法人 日本酵素栄養学協会 認定酵素栄養学講師
兵庫県姫路市出身。「断食メガネ」の愛称で知られるファスティングの専門家。
スポーツ選手、格闘家、有名人をはじめ、日本にとどまらず海外合わせ5,000人以上のファスティングによるボディコンディショニングを行い、分子整合医学、酵素栄養学などの栄養学をベースに、細胞から健康にする食養生・食事からのコンディショニングも行う。
もともと20代の頃は、デブで疲れやすい体と重度の腰痛、慢性鼻炎、背中ニキビにも悩まされ、怒りっぽくストレスだらけの日々を過ごしていたが、ファスティングと、筋トレに出会ったことですべてが改善され、体調、体型も20代の頃より元気で健康に生まれ変わった。そんな自身の体験を多くの人に伝えたい思いから「TUKURU」を立ち上げた。自身もいまだに毎月ファスティングを行っている。
また、過去には41日間のファスティングや12日間の歩きお遍路ファスティング（毎日40kmを歩く四国のお遍路）を実践するなど、さまざまなファスティングの可能性を身を持って日々、研究、実践している。
病気が蔓延している現代社会に食べない健康法「ファスティング（断食）」と食べる健康法「食育」を広める活動を行っている。
◉ファスティング＆ボディメイクスタジオ「TUKURU」: http://tukuru.life/

協力：一般社団法人 分子整合医学美容食育協会 ファスティングマイスター学院
http://www.fasting.bz

3日で人生が変わる究極の断食力

2016年 5月 24日　初版第1刷発行
2018年 5月 8日　初版第3刷発行

著者　田中裕規
発行人　佐藤有美
編集人　安達智晃

ISBN978-4-7667-8602-6

発行所　株式会社　経済界
〒107-0052　東京都港区赤坂1-9-13　三会堂ビル
出版局　出版編集部☎03（6441）3743
出版営業部☎03（6441）3744
振替 00130-8-160266
http://www.keizaikai.co.jp

印刷　㈱光邦